国家癌症中心肿瘤专家答疑丛书

应对 宫颈癌 专家谈

ZHUANJIATAN

YINGDUIGONGJINGAI

李 斌 主编

中国协和医科大学出版社

图书在版编目（CIP）数据

应对宫颈癌专家谈／李斌主编. —北京：中国协和医科大学出版社，2013. 10

（国家癌症中心肿瘤专家答疑丛书）

ISBN 978-7-81136-927-4

Ⅰ. ①应… Ⅱ. ①李… Ⅲ. ①子宫颈疾病-癌-诊疗 Ⅳ. ①R737. 33

中国版本图书馆 CIP 数据核字（2013）第 178107 号

国家癌症中心肿瘤专家答疑丛书

应对宫颈癌专家谈

主　　编：李　斌
责任编辑：吴桂梅

出版发行：中国协和医科大学出版社
　　　　　（北京东单三条九号　邮编 100730　电话 65260378）
网　　址：www. pumcp. com
经　　销：新华书店总店北京发行所
印　　刷：北京佳艺恒彩印刷有限公司

开　　本：710×1000　　1/16 开
印　　张：16
字　　数：185 千字
版　　次：2014 年 4 月第一版　　2015 年 11 月第二次印刷
定　　价：29. 80 元

ISBN 978-7-81136-927-4

（凡购本书，如有缺页、倒页、脱页及其他质量问题，由本社发行部调换）

国家癌症中心肿瘤专家答疑丛书

应对宫颈癌专家谈

主　编： 李　斌

副主编： 黄曼妮　李　楠

编　者（按姓氏笔画排序）：

丁　超	于靖蓉	王　力	王　铸	王　燕
王子平	王珊珊	王海燕	王懋杰	车轶群
丛明华	叶霈智	田爱平	乔友林	刘　炬
刘　敏	刘　鹏	刘跃平	吕　宁	孙　莉
安菊生	朱　宇	毕新刚	许潇天	闫　东
齐　军	余小多	吴　宁	吴秀红	吴宗勇
吴晓明	宋　艳	张功逸	张海增	张燕文
李　宁	李　斌	李　楠	李　槐	李俊岭
李树婷	李彩云	李喜莹	杨宏丽	周冬燕
易俊林	郑　容	姚利琴	姚雪松	宣立学
赵方辉	赵东兵	赵京文	赵国华	赵维齐
徐　波	徐志坚	耿敬芝	袁正光	高　佳
黄初林	黄晓东	黄曼妮	彭　涛	程　敏
董莹莹	董雅倩	蒋顺玲	韩彬彬	雷呈志
魏葆珺				

近些年来，随着我国的城镇化和人口老龄化不断加快，"癌症"这个词汇越来越频繁地出现在各种媒体，成为大众关注的话题。据统计，从世界范围来看，癌症发病率约以年均 3% 左右的速度递增，现已成为人类第一位死因。《2012 中国肿瘤登记年报》统计，我国每年新发癌症病例 350 万，约 250 万人被癌症夺去生命。今后 10年，中国的癌症发病率与死亡率仍将继续攀升。癌症耗费了大量的卫生资源，给整个社会造成了巨大的压力，也给癌症患者和家庭带来了身体上和精神上的痛苦以及沉重的经济负担。由于大多数晚期癌症疗效欠佳，所费不菲，这使得大众误以为所有的癌症都难以治愈且代价高昂，由此对癌症产生了恐惧心理。然而事实上并非如此，国际抗癌联盟（UICC）2010 年发表的研究结果，1/3 的癌症是可以预防的，1/3 的癌症是可以治愈的。如果能做到积极预防、及早发现、规范治疗，大多数癌症是有希望治好的。

在这场人类与癌症之间展开的没有硝烟的战斗中，仅仅凭借医务人员的努力是远远不够的。作为抗击癌症的主力军，医务人员不仅需要在治疗病患方面尽心竭力，还要将正确的抗癌知识通过各种形式的科普宣传与社会各界所有关心抗癌事业的人士分享，让更多的人正确的认识癌症。要将全社会各个层面的医疗活动的参与者都吸引到这个抗击癌症的队伍中来，政府、社会、防治机构、医务人员、研究人员、患者和家属，以及各界的热心人士携手并肩，汇聚力量，共同抗击癌症。

中国医学科学院肿瘤医院作为国家癌症中心的依托机构，拥有专业的医疗团队和先进的医疗水平，在肿瘤预防、肿瘤研究、早诊早治、多学科综合治疗等领域都做了大量的工作，取得了很多成绩。中国医学科学院肿瘤医院很早就认识到肿瘤防治需要社会的广泛参与，认识到防癌科普宣传的重要意义，长期以来不遗余力的通过报纸、电视、出版物、公益活动等多种形式普及癌症的防治知识。《国家癌症中心肿瘤专家答疑丛书》就是中国医学科学院肿瘤医院的名医专家们为大众奉献的一部内容新颖、形式生动的防癌科普丛书。

　　这部科普丛书涵盖了常见的 18 个癌种，通俗易懂、图文并茂，从癌症预防、研究到临床等多个不同角度深入浅出地解析肿瘤防治知识。充分体现了作者们传播健康生活方式、倡导正确防癌治癌的理念。希望广大读者能从中受益，拥有更加健康、更高质量的生活，享受更加美好的明天。

中国科学院院士
中国医学科学院肿瘤医院院长
2013 年 12 月

前 言

　　从全球发达国家癌症的发病规律中，我们看到癌症的发病率在一定阶段随经济的快速发展而呈增长趋势。在社会、人们给予普遍重视并采取相应措施之后，发病状况将逐渐趋缓。人类在攻克癌症的科学探索中取得的每一点进步，都将对降低癌症的发病率、提高癌症的治愈率起到不可低估的作用。我国目前正处在癌症的高发阶段，我们常常听到、看到以及周围的同事、亲友都有癌症发生，癌症离我们越来越近，癌症就在我们身边。癌症究竟是怎么回事，怎样才能减少患癌症的风险，得了癌症怎么办……，这些都是癌症患者、家属乃至大众问得最多的问题。为了帮助大家解除疑惑，了解更多相关知识，在癌症的治疗、康复和预防上给予专业性的指导，我们编写了这套丛书，希望能够协助患者、家属正确面对癌症，以科学的态度勇敢地与医务工作者共同战胜疾病。

　　《国家癌症中心肿瘤专家答疑丛书》（以下简称《丛书》）包括肺癌、胃癌、结直肠癌、肝癌、食管癌、膀胱癌、胰腺癌、淋巴瘤、肾癌、乳腺癌、宫颈癌、卵巢癌、鼻咽癌、下咽癌、喉癌、甲状腺癌、脑瘤、骨与软组织肿瘤等18种常见癌症，分为18个分册，方便读者选用。《丛书》以癌症的诊断、治疗、预防和康复为主线，介绍了癌症的临床表现、诊断、治疗方法、复查、预防与查体、心理调节以及认识癌症、病因的探究、如何就诊等相关内容。书后附有治疗癌症的案例供读者参考。书中内容均为当前在癌症预防、诊断、治疗、科研中的最新成果。例如，对一些癌症目前正在探索中的方法进行了客观的介绍；对于癌症的发生原因，也尽量将复杂的专业问题以简洁的语言呈现给读者。书中的观点、方法均以科学研究与

1

临床实践为依据，严谨准确，坚决杜绝用伪科学引导、误导读者，帮助患者适时的选择治疗方法正确就医、康复。《丛书》中应读者需要还纳入了有关营养饮食、心理调节内容，在癌症的治疗康复中扩大了医疗之外的视野，提示患者和家属应更加关注合理的饮食和心理调节的重要性。为了更加贴近患者和家属，《丛书》采取了问答形式，读者找到问题便可以得到答案，方便读者使用。书后的"名家谈肿瘤"，是本书的另一特色，这些权威实用的科普内容，是专家们多年科学研究的成果和临床诊疗经验的总结，是奉献给读者的科普精粹。

《丛书》各册的主编都是长期工作在临床一线的医生，参加《丛书》撰写的作者都是活跃在本专业领域的中青年专家、业务骨干。部分资深专家也加入到编者行列，为了帮助癌症患者，普及科学知识，大家聚集在一起，在繁忙的临床科研教学工作中挤出时间撰写书稿。有的分册在编写前还向患者征集问题或将初稿送患者阅读修改。每本分册都是专家与读者的真诚对话，真心交流，字里行间流露出专家对读者的一片热忱、一份爱心。《丛书》的编写覆盖了肿瘤内科、外科、麻醉、诊断、放疗、病理、检验、药理、营养、护理、肿瘤病因、免疫、流行病学等肿瘤临床、肿瘤基础领域的专业知识，参编专家 100 余人。有些专家特为本书撰写的稿件已经可以自成一册，因为篇幅所限，只摘取了其中少部分内容。大家都有一个共同的心愿：为读者提供最好的读物。我们邀请肿瘤知名专家陆士新、孙燕、程书钧、黄国俊、屠规益、殷蔚伯、储大同、唐平章、赵平为《丛书》撰稿，他们都欣然同意，在百忙中很快将稿件完成。《丛书》是参与编辑人员集体的奉献。在书稿的编写出版过程中还有很多令人感动的故事，点点滴滴都体现了专家们从事医学科学的职业追求和职业品格，令人敬佩，值得学习。在此，对参加《丛书》撰写的专家、学者及所有人员表示衷心的感谢！还要特别感谢原中国科普研究所所长袁正光教授，从另一角度补上了癌症患者应如何对待死亡一页，为我们能够正视死亡、坦然面对死亡揭开了一层面纱。策划编辑张平同志，在18本《丛书》的组稿、修改、协调、联络全过程中发挥了中心作用，做出了重要贡献，在此对她表示感谢！

《丛书》作为科普读物还存在着许多不足，由于专家们希望为读者提供更多的专业知识，书中的内容、用语仍然偏专业些，为此在每册书的最后都列出了一些专业名词解释，有助于读者进一步学习相关专业知识，提高科学认知。

最后，希望《丛书》能够给予读者更多的帮助。患者在这里可以找到攻克癌症的同盟军，我们将共同努力，为战胜疾病、恢复健康而奋斗。作为科普读物，本书还有诸多不足，请广大读者给予指正。

丛书主编

国家癌症中心副主任

中国医学科学院肿瘤医院党委书记

2013 年 10 月 1 日于北京

目录

一、临床表现篇

二、诊断篇

三、治疗篇

四、 复查与预后篇

五、 心理调节篇

六、 预防与体检篇

七、 认识宫颈癌篇

八、 病因探究篇

九、 如何就诊篇

一、临床表现篇

1. 什么是临床表现？

临床表现是指患者得了某种疾病后身体发生的一系列异常变化。临床表现包括症状和体征。症状就是指患者主观感觉的身体不适或异常表现，如头痛、乏力、吞咽困难等；而体征则是指医生通过**望诊**、**触诊**、**听诊**查到的客观异常表现，如**听诊**时听到的心脏杂音、**触诊**时触到肿大的肝或脾等。

2. 早期宫颈癌有什么临床表现？

宫颈癌早期阶段凭肉眼观察可能还看不到宫颈局部明显的肿瘤或者肿瘤体积较小，这时可能出现白带增多、白带颜色改变或白带有血丝，这是癌细胞在生长过程中产生分泌物造成的。多数患者发生过性生活后阴道出血（又称接触性出血），这种接触性出血时有时无、出血量多少不定，往往容易被患者忽视。也有的早期宫颈癌没有明显的症状或体征，而是通过健康体检时进行宫颈细胞学检查发现的。所以，健康妇女都应该每年进行体检，做宫颈细胞学**筛查**，以便及早发现宫颈病变。近年来，人们的健康意识越来越强，通过体检发现早期宫颈癌的比例越来越高。

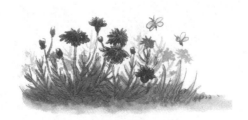

3. 中晚期宫颈癌患者最常见的临床表现是什么？

中晚期宫颈癌患者的肿瘤已经长得较大，常常已经有很长时间的接触性阴道出血和不规则阴道出血，这是因为肿瘤在生长过程中能生成丰富的血管以保证其营养供应，这些血管易于自发性出血。出血可能间断发生，出血量较少，也可能持续发生，或出血量较多，甚至阴道大出血。很多女性误认为月经不调所致，自行吃药调理，延误了治疗。由于阴道内长时间存有血液，易造成细菌感染而出现明显的异味。此外，由于肿瘤生长到子宫以外的组织，盆腔组织和血管、输尿管受到压迫，患者常常出现腰痛腿肿，有些患者还伴有发热和贫血。

4. 性生活后发生阴道出血的原因是什么？

正常妇女的宫颈是光滑的，表面上皮完整，所以一般不会出现接触性出血。引起接触性出血的原因较为复杂，阴道炎、宫颈糜烂、宫颈息肉、子宫内膜异位症、宫颈癌都可以引起接触性出血。炎症导致局部上皮充血水肿，甚至上皮脱落，细小的血管暴露，一经接触，即可发生渗血或流血。在月经期，子宫内膜异位症病变部位也会像来月经时子宫内膜一样增生脱落，一经接触便发生出血。宫颈癌在宫颈表面长出质地较脆的肿瘤组织，并且含有丰富的血管，性生活接触时这些肿瘤组织便会破裂出血，甚至大出血。因此，出现出血症状后，应及时到医院就诊，进行妇科的专业检查，并及时治疗。

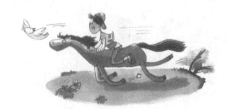

5. 应该怎样跟医生描述阴道出血情况？

准确地描述阴道出血情况可以很有效地帮助医生判断出血的来源、出血的病因以及需要做哪些进一步的检查。阴道出血的描述需要体现以下特点：一是出血最初发生的时间，如三个月前开始出现、一年前开始流血等；二是出血是否具有确定的周期性，以便判断是否为月经或者与子宫内膜异位症有关的疾病；三是出血量的多少，可以用"相当于月经血量的2倍"等这样的方法描述；四是出血是否具有诱因，如性生活后出血、重体力活动后出血、排便后阴道出血等；五是出血是否伴有其他表现，如是否有组织样物质一起流出、是否伴有腹痛、是否有异味等。

6. 宫颈糜烂和宫颈癌有什么关系？

宫颈糜烂俗称宫颈炎，实际上宫颈糜烂并不是炎症。除少数女性宫颈的糜烂样外观是由细菌等病原体感染发生宫颈炎所致，多数宫颈糜烂均为宫颈上皮对阴道局部环境和激素环境改变产生的一种反应，不是真正的炎症。宫颈糜烂与宫颈癌并没有直接的关系。发生糜烂的宫颈上皮失去了完整的表面结构，可能使病原体易于侵入，其中人乳头状瘤病毒（HPV）的侵入是导致宫颈癌的危险因素。但没有糜烂的宫颈也可以受到人乳头状瘤病毒的感染而发生宫颈癌或癌前病变。所以宫颈糜烂应积极治疗，但治疗宫颈糜烂不等于阻止了宫颈癌的发生。

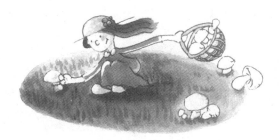

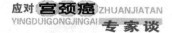

7. 宫颈表面光滑就说明没有病变吗?

宫颈表面上皮是宫颈的防御屏障,激素水平变化、阴道环境改变、性生活、妊娠和分娩等原因都可能造成宫颈上皮成分改变或缺损,宫颈上皮便失去了光滑的外观。有些病原体,如导致宫颈癌的 HPV,对外观光滑的宫颈上皮仍然具有侵袭力,病毒颗粒可以侵入上皮下使宫颈发生病变。所以说,肉眼看到的光滑宫颈不一定没有病变。在临床上,很多宫颈癌前病变甚至早期宫颈癌患者的宫颈是光滑的,还有的宫颈癌向子宫腔方向生长侵蚀宫颈的实质,宫颈表面并没有明显肿瘤,只有在显微镜下才可以看到细胞的异常变化。这也提示了定期进行宫颈细胞学**筛查**的重要性。

8. 腰痛、下肢水肿与宫颈癌有关吗?

当宫颈癌的肿瘤生长蔓延到子宫外组织时,造成子宫旁组织失去弹性变得僵硬或被团块状肿瘤占据,盆腔的淋巴管、血管、神经以及输尿管都受到压迫,使淋巴液和血液不能正常流通,输尿管内尿液不能顺利流进膀胱,积聚在肾脏内导致肾盂积水,这些都是出现腰痛、下肢水肿的原因。所以,腰痛、下肢水肿大多是中晚期患者的症状。腰痛、下肢水肿一般在同一侧发生,但当肿瘤压迫双侧组织时,就会出现双侧腰痛、下肢水肿。如果经过放射治疗(放疗)肿瘤消退,压迫逐渐解除,腰痛和下肢水肿可以缓解甚至完全消失。

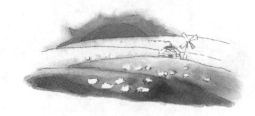

9. 宫颈癌患者最常见的体征是什么？

宫颈与阴道相通，所以医生进行妇科检查时可以经阴道看到并触摸到宫颈。宫颈癌看起来常常是宫颈表面发红糜烂，可看到宫颈处生长的肿瘤。医生的手可以触摸到宫颈增大，表面有较脆软的肿瘤，有的肿瘤沿着阴道蔓延生长使原本柔软的阴道壁变得粗糙僵硬。进行妇科检查时还可触及子宫旁的组织变厚失去弹性，并向骨盆壁延伸，这是宫颈肿瘤侵犯子宫旁组织造成的。妇科医生在检查时还要同时通过肛门检查直肠，体积较大的宫颈癌可压迫直肠使肠腔变窄，甚至肿瘤侵透直肠。晚期患者常见的体征还有下肢水肿、发热以及贫血外貌。

10. 宫颈癌患者出现发热是怎么回事？

由于宫颈通过阴道与外界相通，所以宫颈部位容易受到细菌、病毒等病原体的侵袭。宫颈癌在生长过程中产生渗液、流血，阴道内长时间积存血液，利于病原体的生长繁殖，又由于肿瘤破溃、血管开放，病原体进入血液造成患者发热。此外，较大的肿瘤生长时营养供应不足常常发生部分坏死，坏死陈腐的组织在局部堆积，也使病原体易于生长出现感染、发热。坏死物质还产生大量毒素，毒素吸收进入血液也是患者发热的原因之一。

11. 阴道大出血是不是已经到了宫颈癌晚期？

宫颈癌的生长方式有内生型和外生型，内生型指的是肿瘤向宫腔方向生长侵蚀宫颈的实质，外生型是指肿瘤向阴道方向生长，突向阴道腔内。有的早期肿瘤以外生为主，在没有侵入子宫外的组织前，长在阴道里的肿瘤可能由于血管破裂发生大出血；有的肿瘤以内生为主，向宫颈实质内浸润，甚至长入子宫旁的组织时也不出现大出血，或直到很晚期才出现大出血。所以出血多少与早期或晚期没有直接关系，大出血并不一定代表到了肿瘤晚期。只有医生进行妇科检查后才能确定分期。

12. 如果阴道掉出肉样组织该怎么办？

如果在家中发现阴道掉出肉样组织，当务之急是妥善保存组织，立即送到医院进行病理切片检查，这对确诊疾病十分重要。可以用干净纸巾或手帕包裹组织，放在较凉爽的地方保存再送到医院。如果短时间内不能送达医院，可以用盛有淡盐水的洁净容器保存组织。有的患者认为到医院就诊检查可以重新再取组织**活检**，也有的患者觉得掉出来已经脏了不能再用，这都是错误的。再进行**活检**将遭受出血、感染的风险，而且可能无法方便、准确地取到病变组织，掉出来的组织即使脏了也不会影响细胞形态，所以不影响病理诊断。因此，切勿将组织随意扔掉，以免失去诊断证据。

13. 白带有异味是不是患宫颈癌了？

白带异味的原因主要是炎症和肿瘤。妇科常见的炎症是阴道炎和宫颈炎，阴道炎又分为细菌性阴道炎、真菌性阴道炎和滴虫性阴道炎。有些阴道炎和宫颈炎患者出现白带增多和异味，是炎症组织水肿、渗液造成的，在进行白带常规检查时可发现相应的病原体，正确治疗后白带的异常症状均可消失。宫颈癌也可能出现**白带异味**，是肿瘤细胞产生的分泌物所致，同时伴阴道炎、宫颈炎时症状加重，但治疗相关炎症后症状不能完全缓解。所以，白带有异味应到医院进行专业检查，不但要进行常见炎症检查，还要进行宫颈癌**筛查**。

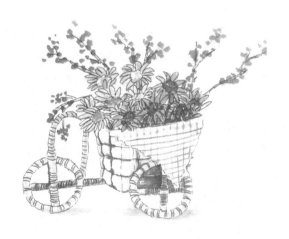

二、诊断篇

14. 如何早期发现宫颈癌？

早期宫颈癌患者通常没有明显的不适感觉，有些女性患者间断出现白带异常和接触性阴道出血，常常被误以为炎症而贻误了诊治。其实，宫颈癌是全身恶性肿瘤中最容易早期发现的癌症之一，早期发现宫颈癌的最好方法就是定期进行简单方便的宫颈和（或）阴道细胞学涂片检查，如果细胞学检查发现异常再进行宫颈**活检**就可以确诊。没有出现症状之前发现的宫颈癌多数是早期，治愈率较高，通过早诊断、早治疗，不但节省医疗费用，而且还能有良好的治疗效果。

15. 阴道流血时一定不能进行妇科检查吗？

阴道流血时子宫口处于扩张状态，病原体容易逆行进入子宫内，严重者可导致盆腔感染，所以一般在月经期不进行妇科检查。但是如果发生异常阴道流血，为了明确流血原因，必要时医生需要使用消毒的器具进行妇科检查。通过妇科检查可以了解宫颈是否发生肿瘤、宫颈肿瘤的大小及阴道黏膜是否正常、子宫外组织是否正常等情况。妇科检查还可以初步判断流血来源于宫颈还是来源于子宫腔内，子宫的大小、质地以及盆腔的整体情况。所以，发生异常流血时应准确描述流血情况，尊重医生的决定，确实需要妇科检查时一定要检查，以免耽误疾病的诊断。

16. 哪些患者需要宫颈部位的病理与宫颈和（或）阴道细胞学涂片检查？

宫颈和（或）阴道细胞学涂片检查是**筛查**宫颈病变的有效手段，开始性生活的女性都应每年做宫颈细胞学涂片检查。如果宫颈细胞学涂片检查异常，则要进一步做宫颈组织**活检**病理检查，方能确诊。由于宫颈的早期病变常常不能凭肉眼发现，所以宫颈细胞学异常时要在阴道镜的指引下进行**活检**，才能准确诊断。有时，宫颈细胞学检查虽然正常，但进行妇科检查时医生发现宫颈有异常新生物，这时医生需要对新生物进行**活检**病理检查，以确定它的性质和来源，便于进行相应治疗。宫颈**活检**的创面大多数可以自己愈合，**活检**后的几天内会有阴道少量出血，此后逐渐消失，所以**活检**后的一段时间内不要参加游泳等水上运动，也应避免性生活，以免造成感染或大出血。

17. 怎样确诊宫颈癌前病变？

宫颈癌前病变往往是通过宫颈细胞学检查**筛查**出来的，宫颈细胞学检查是将宫颈表面的细胞收集并在显微镜下检查，可以发现异常细胞。但宫颈细胞学检查结果可能受到炎症、血液等因素的影响，具有一定程度的不准确性，只有宫颈**活检**病理检查才能确诊宫颈癌前病变。癌前病变一般不是肉眼能看到的病变，所以**活检**要在阴道镜下进行。经过宫颈细胞学、阴道镜检查及**活检**"三阶梯"诊断步骤，绝大多数宫颈癌前病变都可以准确诊断。

18. 宫颈细胞学检查报告中 ASCUS、LSIL、HSIL 分别指什么？

宫颈细胞学检查报告把宫颈病变大致分为两类，称为低度病变（LSIL）和高度病变（HSIL），低度病变大致相当于癌前病变1级，高度病变大致相当于癌前病变2级和3级，但是细胞学检查报告与最终的病理诊断不一定完全符合，最后的诊断要根据**活检**病理切片检查结果来确定。还有一种细胞学检查报告结果叫做ASCUS，称为不典型细胞意义未定，表示细胞形态不典型，无法确定是否异常，有的可以定期复查或再做 HPV 检测，有的还需进一步做阴道镜下宫颈**活检**病理检查。

19. 宫颈细胞学检查发现癌细胞能确诊宫颈癌吗？

宫颈细胞学检查的是宫颈表面脱落的细胞，有些是皱缩的衰老细胞，也有的是从子宫腔向下掉出来的肿瘤组织细胞。而且，采集到的宫颈组织细胞经过处理后将平铺在一张玻璃片上进行显微镜检查，还要受到炎症、血液甚至激素变化的影响，所以，宫颈细胞学检查看到的癌细胞可能不是癌细胞，也可能是子宫内膜或是输卵管、卵巢细胞，甚至是腹腔其他器官来源的癌细胞，因此不能确诊为宫颈癌。

20. 什么是阴道镜检查？

由于宫颈与阴道相通，因此医生可以通过阴道直接进行宫颈疾病的检查。医生用专用器械将阴道扩张开后，在特制的放大仪器帮助下找到异常部位，这种仪器就是阴道镜。阴道镜检查的主要目的是在病变处进行准确**活检**。阴道镜检查一般没有痛苦，不需麻醉，在门诊即可进行。患者检查完毕可当天回家，但阴道镜检查对于病变位于宫颈口内或上方的病变无法充分观察，所以可疑病变在较高部位时，需要刮取宫颈内膜检查。

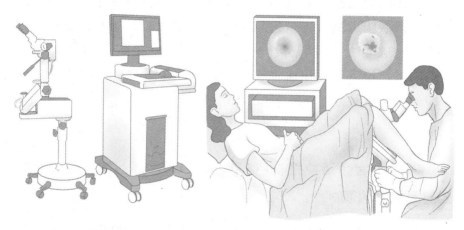

阴道镜检查器械及示意图

21. 为什么阴道镜检查有时会在宫颈和阴道上都进行活检？

阴道镜检查的主要目的是检查宫颈病变，从而准确**活检**进行确诊。阴道镜检查宫颈的同时，还可以检查阴道，如果发现阴道有异常表现，医生就会在阴道的异常部位进行**活检**。由于宫颈和阴道的上皮性质相同，所以如果宫颈发生癌或癌前病变，应高度警惕阴道上皮受侵或阴道原发的肿瘤。

22. 做阴道镜检查前和之后有什么注意事项？

由于阴道镜检查时经常行**活检**检查，所以阴道镜检查前一天应避免性生活、阴道冲洗和阴道上药，以免导致阴道和宫颈上皮受损而影响阴道镜下的观察。如果有生殖道急性炎症也应先控制炎症，再做阴道镜检查。进行阴道镜下**活检**后2周内，应避免性生活、阴道冲洗上药、游泳和剧烈活动，以免造成感染和大出血。如果**活检**后阴道出血多于月经量或阴道分泌物有异味，应该立即到医院就诊。

23. 宫颈活检报告中 CIN Ⅰ、CIN Ⅱ、CIN Ⅲ 说明什么问题？是癌吗？

CIN 是宫颈癌前病变的英文缩写，即宫颈上皮内瘤变。根据严重程度分为Ⅰ、Ⅱ、Ⅲ三级，CIN Ⅲ最严重，如果不治疗很可能发展为癌。很多 CIN Ⅰ能自行消失，有些患者可以定期观察而不用治疗，但 CIN Ⅱ和 CIN Ⅲ自行消失的机率很低，所以需要积极治疗。CIN 不是癌，属于癌前病变，是可以治愈的。不同级别的 CIN 的治疗方法可不同，常用的方法有激光、电环切除（LEEP）和锥切术，医生将根据病变程度和病变范围选取合适的治疗方法。

24. 多次宫颈活检的病理结果怎么会不一致？应该以哪次为准？

宫颈病变的发生和发展是循序渐进的，从低度癌前病变发展为高度进而发展为癌。所以一位患者的宫颈的不同部位上可能同时存在不同级别的宫颈病变；宫颈癌前病变与宫颈癌并存的现象也十分常见，所以每次活检的部位不同得到的病理结果就可能不同。当发生多次活检的病理结果不一致时，应该以程度最重的结果为准，以此决定治疗手段。手术后再行病理检查时，可能与术前诊断不一样，还是以最严重的诊断作为最后诊断。

25. 诊断宫颈癌的方法有哪些？

诊断宫颈病变有三个步骤，即宫颈细胞学检查、阴道镜检查和活检，即"三阶梯"诊断流程。宫颈细胞学检查是简单易行且有效的筛查手段，对患者几乎没有损伤，发现异常再进行阴道镜检查和活检。阴道镜检查的主要目的是对病变部位准确活检；如果肉眼看到明显的肿瘤，则直接进行活检而不需要阴道镜检查。活检病理诊断可确诊并确定肿瘤的病理类型、分化程度，妇科三合诊检查可以了解局部肿瘤情况及子宫外组织的情况，从而进行分期诊断。另外，盆腹腔 CT、磁共振及 B 超等影像学检查也是必要的。

26. 妇科检查都查什么？

进行妇科检查时，医生首先将阴道扩张打开，暴露宫颈，进行全面观察后，再用双手进行检查。在这个过程中，不但可以发现阴道和宫颈的肿瘤，还可以明确阴道和宫颈的质地、肿瘤的大小、与周围组织的关系以及盆腔内组织器官的情况。

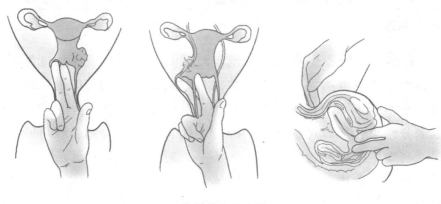

妇科检查示意图

27. 病理诊断宫颈癌有哪些必要性和重要性？

宫颈部位可能发生的疾病有很多种，包括炎症和肿瘤，有的宫颈炎和宫颈息肉、宫颈肌瘤在外观上酷似宫颈癌，宫颈细胞学检查有时还有**假阳性**的结果，宫颈还可能受到其他恶性肿瘤的转移。所以，宫颈癌的诊断必须为病理诊断，避免因炎症等情况发生误诊而过度治疗；也可明确宫颈肿瘤的原发器官。这对下一步治疗方案的确定至关重要。

28. 为什么宫颈活检病理没有恶性结果就不能做根治性手术？

宫颈活检是确诊宫颈癌的唯一标准。有时，宫颈肌瘤、宫颈糜烂、宫颈感染等都有类似宫颈癌的表现和检查结果，所以，无论临床检查多么疑似宫颈癌，都必须经病理的证实。只有得到病理证实，才可以做根治性手术，以免发生过度治疗。

29. 宫颈癌前病变是否可能与宫颈癌同时存在？

宫颈病变的发生和发展是多个中心起源、循序渐进的，在病变发展的不同阶段，宫颈不同部位的病变进程可不同，所以一位患者的宫颈上可能同时存在不同级别的宫颈病变，宫颈癌前病变与宫颈癌并存的现象较为常见。当同时存在时，以最重的病变作为最终诊断。

30. 为什么确诊为癌前病变的患者手术后变成了宫颈癌？

手术前确诊的方法是宫颈**活检**，是在宫颈上选择性地进行点状**活检**，并不能代表宫颈的全部，也有**活检**部位不准确的可能。做完手术后病理医生将对宫颈进行全面细致的重新检查，因此，有个别术前诊断为癌前病变的患者在手术后病理检查中发现了宫颈癌的存在。

31. 为什么要对宫颈癌进行分期？

医学上为了对恶性肿瘤的发展程度进行区别，采用了分期的方法。几十年来，宫颈癌的分期一直采用临床分期，也就是说，医生对宫颈肿瘤和盆腔进行**触诊**检查，根据宫颈癌是否局限在宫颈、子宫外是否受侵来进行分期。目前公认的是国际妇产科联盟（FIGO）制订的分期标准。准确的分期对制订治疗方案以及**预后**判断都有重要的作用。

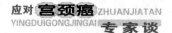

32. 国际妇产科联盟对宫颈癌是如何分期的？

目前应用的是国际妇产科联盟（FIGO）2009 年修订的分期方法。

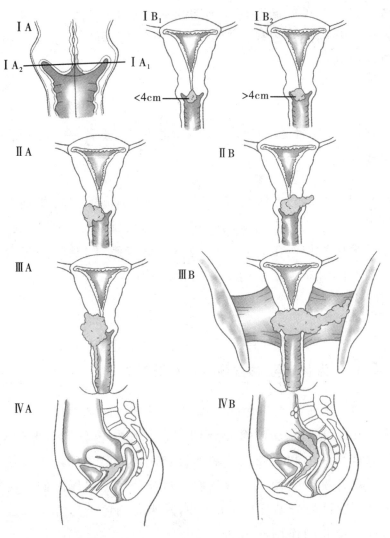

国际妇产科联盟（FIGO）2009 年修订的分期方法

宫颈癌的 FIGO 分期表

FIGO 分期	宫 颈
Ⅰ 期	病变局限于宫颈
Ⅰ A 期	仅能由显微镜诊断
Ⅰ A$_1$ 期	间质浸润深度≤3mm，宽度≤7mm
Ⅰ A$_2$ 期	间质浸润深度>3mm 但≤5mm，宽度≤7mm
Ⅰ B 期	临床可见或显微镜下病灶超过 Ⅰ A$_2$ 范围
Ⅰ B$_1$ 期	肿瘤直径≤4cm
Ⅰ B$_2$ 期	肿瘤直径>4cm
Ⅱ 期	肿瘤侵及宫旁组织但未累及盆壁或阴道下 1/3
Ⅱ A 期	阴道上 1/3 受侵，无宫旁受侵
Ⅱ A$_1$ 期	肿瘤直径≤4cm
Ⅱ A$_2$ 期	肿瘤直径>4cm
Ⅱ B 期	宫旁受侵
Ⅲ 期	累及阴道下 1/3 或盆壁或肾盂积水
Ⅲ A 期	累及阴道下 1/3
Ⅲ B 期	盆壁受侵或肾盂积水
Ⅳ 期	
Ⅳ A 期	膀胱或直肠黏膜受侵；超出真骨盆
Ⅳ B 期	远处转移

33. 通过妇科检查就能确定宫颈癌的分期、决定是否手术，合理吗？

目前国际上宫颈癌的分期方法一直沿用临床分期，也就是说，根据妇科检查进行分期，有经验的医生可以根据分期的结果决定是否可以选择手术治疗，是合理的。如果妇科检查触及子宫旁的组织增厚、弹性下降，则考虑发生了宫颈外的转移，患者不宜采取手术治疗，进行放疗的效果更好。可是，子宫旁组织的增厚、弹性下降也可能由于炎症引起，所以凭临床检查确定分期有时不够准确。由于早期宫颈癌手术与放疗的效果相同，所以即使有些患者因炎症导致子宫外组织增厚而选择了放疗，也不会造成治疗效果的下降。目前，先进的磁共振扫描（MRI）检查可以帮助医生判断子宫外组织的受侵情况，从而使宫颈癌患者得到最适宜的治疗。

34. 影像学检查对宫颈癌的诊断及治疗有什么帮助？

影像学检查对于宫颈癌的诊断及治疗有着非常重要的作用，是必不可少的临床辅助检查手段。首先，影像学检查有助于宫颈癌病变的检出及定性诊断。例如 MRI、腔内超声等影像学检查手段，可以清楚地显示子宫、宫颈及阴道各层结构，早期检出宫颈异常形态改变，并能够进一步依据其大小、形态、边界、强化程度及方式等影像学特征，鉴别宫颈癌与其他子宫病变。其次，影像学检查有助于显示宫颈癌的范围及分期。对于宫颈细胞学检查或活检病理检查已经证实的宫颈癌患者，影像学检查的主要目的是判断病变的大小、位置、周围结构侵犯、淋巴结或远处转移情况，帮助临床医生评估不同治疗方法的风险与受益，从而选择最适宜患者自身情况的治疗方法。最后，影像学检查有助于宫颈癌治疗中或治疗后的随诊观察。对于已经治疗的宫颈癌患者，影像学检查是评价治疗效果、早期发现肿瘤复发或转移的主要手段。通过影像学检查了解病变治疗效果，或有无复发、转移，能够帮助临床医生及时调整治疗方案或进行补救治疗。

35. 宫颈癌有哪些常用的影像学检查方法？分别适用于哪些患者？

宫颈癌常用的影像学检查方法包括 MRI、经腹超声、腔内超声、CT 等。MRI 检查软组织分辨率高，能够清楚显示宫颈癌病变范围及区域淋巴结转移情况，是宫颈癌的首选影像学检查方法。CT 检查扫描范围较大，能够清楚显示腹部及盆腔全貌，对淋巴结情况显示也较好，但对宫颈病变局部显示效果不如 MRI 检查，常用于存在 MRI **禁忌证**的宫颈癌或同时需要了解腹腔情况的患者。经腹超声操作简单、方便，费用低廉，但效果不如 CT 及 MRI 检查，常用于宫颈癌的初步检查及治疗中/后期的**随访**观察。腔内超声对宫颈癌周围结构侵犯显示较清楚，但对盆腔其他器官及淋巴结转移显示欠佳，常作为精确判断肿瘤周围侵犯范围的补充手段。

36. 宫颈癌患者做 B 超、CT、MRI 检查有什么不同？

经腹超声、CT、MRI 均为宫颈癌的常用影像检查方法。MRI 检查对宫颈癌病变范围及盆腔淋巴结情况显示最为清楚，是宫颈癌的首选影像学检查方法。但检查费用较高，检查耗费时间长，扫描范围有限，常规检查仅包括盆腔及腹膜后区域，对于体内存在金属异物（如子宫避孕环）者，必须取出后才能进行检查。CT检查扫描速度快、范围大，能够同时显示腹腔、盆腔器官的全貌，对淋巴结的情况显示也较好，但对宫颈癌病灶及周围组织侵犯情况显示不如MRI，常用于存在**MRI禁忌证**的宫颈癌或同时需要了解腹腔情况的患者。经腹超声检查简单、方便，费用低廉，但其图像分辨率较差，结果受仪器设备及检查医生个人经验影响较大，常用于宫颈癌的初步检查、治疗前常规腹部检查及治疗中/后期的**随访**观察。总而言之，经腹超声、CT及MRI检查各有其优势与不足，临床医生会依据患者的实际情况与要求，合理选择最适宜患者的影像检查方法。

37. 为什么有些宫颈癌患者需要进行核素肾动态检查?

核素肾动态检查是静脉注射核素显像剂后，能从一系列的连续摄像图观察到显像剂从肾到输尿管的过程，因此能得到肾脏形态和功能两个方面的资料。如果宫颈癌的肿瘤侵犯到子宫外的组织，可能使输尿管受到压迫，引起输尿管不通甚至完全闭塞，肾动态检查可以发现患者存在肾积水和肾脏排泄功能障碍。

38. 什么是肿瘤标志物?

肿瘤标志物是指在恶性肿瘤发生和增殖过程中，由于肿瘤细胞的基因不同表达（高或低表达）而合成、分泌并脱落到体液或组织中的物质，或是由机体对肿瘤反应而异常产生并进入体液或组织中的物质。这些物质有的不存在于正常人体内，只存在于胚胎中，有的在正常人体内含量很低，当身体内发生肿瘤时其含量逐渐增加超过正常人的水平。总之能够反映肿瘤存在和生长的一类物质被称为肿瘤标志物。

39. 宫颈癌的相关肿瘤标志物有哪些？宫颈癌患者肿瘤标志物都升高吗？

宫颈癌中80%的病理类型是鳞状细胞癌，所以宫颈癌的主要肿瘤标志物是鳞状细胞癌抗原（SCC），其正常值为<1.5μg/L，治疗后SCC值会降低，复发时大多数患者会出现SCC高于正常值。但SCC检查结果可能受到其他因素的影响，如皮肤病等，所以SCC是判断疗效和发现复发的辅助指标。需要注意的是，不是所有宫颈癌患者都发生SCC异常升高，所以说SCC用于诊断宫颈癌是不可靠的。SCC在临床上更主要是用来监测疗效和复发。

40. 为什么有的宫颈癌不查鳞状细胞癌抗原，而是检查其他肿瘤标志物？

宫颈的上皮有两种类型，一是鳞状上皮，覆盖宫颈外口与阴道上皮相延续；另一种是腺上皮，主要位于宫颈管内。宫颈癌以鳞状细胞癌最为常见，约占全部宫颈癌的80%，其他类型还有腺癌、小细胞癌等。对于其他类型的宫颈癌，相应的肿瘤标志物检查同样可用于判断疗效和监测复发。宫颈腺癌应检查CA19-9和CA125，而小细胞癌检查神经元特异性烯醇化酶（NSE）等指标。

41. 哪些化验检查需要患者空腹？

患者到医院做血液化验前，负责采集静脉血的护士都要询问"吃饭了吗？是空腹吗？"部分医院在抽血室和检验申请单上也有提示："患者抽血前应空腹"。

随着医学的发展，临床检验项目不断增加，至目前我国批准的检验项目就有1000多项。各个医院根据临床诊疗的需求不同，开展的检验项目数量和内容也不同，但是基本的检验项目是相同的，包括血液、生化、免疫等（如血、尿、便常规检验，肝功能、肾功能、血糖、血脂、凝血相关项目、肝炎病毒抗体等检验）。这么多的检验项目哪些必须空腹抽血？为什么？

临床生物化学检测项目中，肝功能系列、肾功能系列、血脂系列、血糖、电解质及血液凝集等系列项目的检测，需要空腹抽血检测。

42. 怎么看血常规检查报告单？

血常规检验报告中红细胞计数、血细胞比容、血红蛋白主要用于判定患者是否存在贫血；红细胞平均体积、红细胞平均血红蛋白浓度、红细胞平均血红蛋白量主要用于分析贫血的类型及原因；而红细胞体积分布宽度主要用于反映患者的红细胞形态是否一致，对判定贫血的类型及原因有一定的辅助作用。例如，血红蛋白正常下限成年男性为120克/升、女性为110克/升，若血红蛋白>90克/升，但低于正常下限为轻度贫血，60~90克/升为中度贫血，低于60克/升为重度贫血。若患者存在贫血，但红细胞平均体积、红细胞平均血红蛋白浓度、红细胞平均血红蛋白含量均在正常参考值范围内，一般为正细胞正色素性贫血，这种类型的贫血多数情况是因为急性失血而造成；若患者存在贫血，并伴有红细胞平均体积、红细胞平均血红蛋白浓度、红细胞平均血红蛋白含量均低于正常参考值下限，一般为小细胞低色素性贫血，这种类型的贫血多数情况是因为缺铁或者铁利用不良造成的，红细胞体积分布宽度一般也会增大。

检验报告中与白细胞相关的检验项目有白细胞计数、中性粒细胞百分比、中性粒细胞绝对值、淋巴细胞百分比、淋巴细胞绝对值、单核细胞百分比、单核细胞绝对值、嗜酸性粒细胞百分比、嗜酸性粒细胞绝对值、嗜碱性粒细胞百分比、嗜碱性粒细胞绝对值。正常情况下中性粒细胞百分比为 50%~75%，所以多数情况下白细胞计数的变化与中性粒细胞相一致。这里需注意的是其他任何一种亚类细胞较大幅度增多均可导致白细胞计数升高。

肿瘤患者的白细胞计数、中性粒细胞百分比、中性粒细胞绝对值升高多见于细菌性感染、升白细胞药物治疗后、手术后**应激状态**等，白细胞计数、中性粒细胞百分比、中性粒细胞绝对值减低多见于放化疗后骨髓功能抑制等；淋巴细胞百分比、淋巴细胞绝对值升高多见于病毒感染、淋巴瘤、放化疗后骨髓功能抑制等；淋巴细胞百分比、淋巴细胞绝对值减低多见于细菌性感染、升白细胞药物治疗后等；嗜酸性粒细胞百分比、嗜酸性粒细胞绝对值升高多见于**过敏反应**（变态反应）。

检验报告中与血小板相关的检验项目有血小板计数、血小板体积分布宽度、血小板平均体积、大血小板比率。30%~40%肿瘤患者在病程的不同时期出现血小板增多症，尤以慢性粒细胞白血病、恶性淋巴瘤多见，脾切除术、急慢性出血、手术后、**骨髓抑制**恢复期等也是血小板增多的原因；血小板减少多见于放化疗后骨髓功能抑制、肿瘤侵犯骨髓及**弥散性血管内凝血**等。血小板体积分布宽度、血小板平均体积、大血小板比率主要用于表现血小板的形态，对判断骨髓造血功能有一定的临床意义。

43. 接受放、化疗的肿瘤患者为什么要频繁进行血常规检查?

因为放、化疗对患者骨髓造血功能有影响,因此,接受放、化疗的肿瘤患者在放、化疗前一定要进行血常规检查,以确定是否能够进行放化疗。血常规检查白细胞计数需>$3.0×10^9$/升、血小板计数需>$80×10^9$/升患者才能进行放、化疗。若白细胞、血小板计数太低,不能进行放化疗,如果在白细胞、血小板计数较低时进行放、化疗,骨髓的造血功能会进一步抑制,使得白细胞、血小板计数进一步的降低,这样很容易使患者免疫力下降,易发感染,或者血小板太低造成出血等危险情况。

在放、化疗期间要定期复查血常规,以监测患者骨髓造血状态。那在放、化疗结束后为什么也要定期监测血常规呢?有的患者在放、化疗结束时查血常规可能是正常的或者稍低,不需要药物进一步治疗,但是一般的化疗药物或者放疗的射线还会有后期效应,这些效应并不能完全在治疗期间显现,治疗结束后还会继续影响骨髓的造血功能,使白细胞、血小板计数进一步的降低,所以也还是需要定期复查血常规,以便及时发现问题,给予相应的治疗,防止紧急危险情况的发生。

44. 什么情况需要做尿常规检查?

尿常规检查是临床上最常用的重要检查项目之一,一般以下情况会让患者进行尿常规检查。

(1)怀疑泌尿系统感染的患者,如有尿急、尿痛、尿频等尿路刺激征或者腰部肾区叩痛、血尿等症状的患者,以便确认尿中是否有白细胞、红细胞或尿蛋白等。

（2）有黄疸症状的患者，确认是否有尿胆色素的增高，是否有肝胆系统的疾病等。

（3）有代谢系统疾病的患者，进行尿常规检查可确认有无尿糖、酮体升高，可**筛查**患者有无糖尿病等。

（4）怀疑泌尿系统结石或肿瘤的患者，尿常规检查可确认有无隐血、红细胞等，以帮助临床早诊及鉴别诊断。

45. 什么是晨尿？尿常规分析为什么一般要求留取晨尿进行检测？

医生在开尿常规检查单时一般都会交代患者最好留取晨尿进行送检，那么什么是晨尿呢？晨尿就是清晨起床后第一次排尿时收集的尿液标本。这种尿液标本较为浓缩，尿液中的血细胞、上皮细胞、病理细胞、管型等有形成分的浓度较高，形态也较为完整，有利于尿液形态学和化学成分分析。

46. 什么是中段尿？留取合格的尿标本有哪些注意事项？

留取尿液常规分析时一般要求患者取中段尿标本进行送检，那么什么是中段尿呢？中段尿顾名思义就是排尿过程中中间排出的尿，即不留先排出的尿，也不留最后排出的尿，只收集中间段的尿液。这种标本有什么好处呢？它可以避免男性精液和女性外阴部的一些分泌物混入尿液标本中对检查结果造成影响，出现一些检查项目的假性升高。

尿常规分析标本虽然易得，但是留取合格的标本对于得到正确的化验结果也是至关重要的。尤其是尿标本一般由患者自己留取送检，患者更应该遵从医嘱留取标本。那么留取合格的尿常规分析标本还有哪些注意事项呢？

（1）留取尿常规分析标本前到医院指定地点领取清洁的一次性标本容器。

（2）女性患者应避开月经期，在外阴清洁的情况下留取中段晨尿送检。

（3）男性患者应避免精液、前列腺液等对标本的污染。

（4）留取标本后要立即送检。如送检不及时就会导致尿液中细菌增殖、酸碱度改变，细胞等有形成分破裂，造成检测结果的不准确。

$47.$ 尿培养有细菌检出一定是尿路感染吗？

尿培养中有细菌不一定是尿路感染。因为尿液标本极易受杂菌污染，如采集中段尿时尿液受到尿道口正常菌群（如葡萄球菌、大肠杆菌等）或周围环境的污染、尿液放置时间过久（超过2个小时），均可能导致尿培养有细菌检出。另外，在排除以上可能造成**假阳性**的基础上，清洁中段尿或导尿留取尿液（非留置导尿）定量培养革兰阴性球菌菌落计数 $\geq 10^5 CFU/ml$、革兰阳性球菌菌落计数 $\geq 10^4 CFU/ml$，才可诊断为真性细菌尿。这时，应结合患者临床表现，判断患者是否为细菌性尿路感染。

$48.$ 什么情况需要做便常规检查？

一般在患者有腹泻、腹痛、排便习惯改变等症状，怀疑胃肠等消化系统有感染、出血、寄生虫感染或肿瘤时，医生便会开便常规检查单。

49. 如何留取合格的便常规检查标本?

粪便标本是由患者自己留取送检的,同样留取合格的标本对于得到正确的化验结果也是至关重要的。所以患者更应该遵从医嘱留取标本。留取合格的粪常规标本有以下注意事项:

(1)留取粪常规检查标本前到医院指定地点领取清洁的一次性防渗漏标本容器。

(2)应留取异常成分的粪便,如含有黏液、脓血等病变成分的标本送检;外观如无异常,需从表面、深处及粪便多处取材送检。送检标本大小以蚕豆大一块为宜。

(3)灌肠标本或服油类泻剂的粪便标本不宜送检。

(4)应避免混有尿液、消毒剂及污水等杂物。

(5)留取后应立即送检。放置时间过久,可能会导致细胞破裂、阿米巴等一些寄生虫的死亡,难以检出异常成分,从而影响检测结果的准确性。

50. 留取便隐血标本需要做哪些准备?

由于化学法主要是通过血红蛋白中含铁血红素具有过氧化物酶的活性分解过氧化物、催化色原物质氧化呈色等一系列化学反应得出检测结果,这就要求患者应在留取便隐血标本前3天禁食动物血、肉类、维生素C等,以免在用化学法检查便隐血时出现**假阳性**结果。而用免疫法进行便隐血检查时则是直接检测便中的血红蛋白,故不需要禁食上述食品。但是如果出血部位在上消化道,由于红细胞或血红蛋白会被消化分解,这时采用免疫法进行检测则会出现**假阴性**结果，故需采用化学法进行检测。

51. 阴道有哪些正常菌群？

女性的阴道中有正常菌群栖居。阴道的正常菌群有乳酸杆菌、大肠杆菌、类白喉杆菌、肠球菌属、表皮葡萄球菌、厌氧球菌和拟杆菌属等。

52. 为什么妇科手术前要做阴拭子细菌培养？

妇科手术前，医生用无菌拭子沾取患者的阴道分泌物进行细菌培养，是为了在术前对患者阴道定植或感染的菌群获得初步了解。因为有些细菌会使患者术后感染的风险增大，比如金黄色葡萄球菌、铜绿假单胞菌、淋病奈瑟菌、B群链球菌等。如果术前检查发现了这些致病细菌存在，可先对症治疗再进行手术，这样可以大大降低手术后感染的风险，对患者是一种保护。

53. 怎么看抗菌药物敏感试验检测报告单？

抗菌药物敏感试验（药敏）报告的判定结果分为三类：敏感（S）、耐药（R）和中介（I）。敏感是指所分离菌株能被测试药物使用推荐剂量时，在感染部位通常可达到的抗菌药物浓度所抑制；耐药是指所分离菌株可能存在某些特定的耐药机制，或治疗研究显示药物对分离菌株的临床疗效不可靠；中介是指抗菌药物在生理浓集的部位具有临床效果，还代表敏感与耐药之间的缓冲区，以避免微小的、不能控制的技术因素造成重大的结果解释错误。

三、治疗篇

（一）手术治疗

54. 什么是根治性手术？什么是姑息性手术？

根治性手术是指以力求达到根除疾病为目的的外科手术，属于局部治疗手段，对不同恶性肿瘤实施根治性手术切除的范围都有具体规定，是恶性肿瘤外科治疗的标准术式之一。对于绝大多数早期恶性肿瘤患者通过根治性手术可以达到根治的目的。

但需注意的是，根治性手术并非都能达到根除肿瘤的目的。某些早期癌症并不需要切除如此大的范围也能达到"根治"的效果，并能保留器官的功能。因此，患者及家属应该听听医生们的建议，实施根治性手术或保留器官功能的手术。

姑息性手术是指以减轻患者痛苦、提高生活质量、延长生存期、减轻体内肿瘤负荷为目的切除原发病灶或转移性病灶的手术。

55. 什么是择期手术、限期手术和急诊手术？

外科手术根据疾病的危急程度分为择期手术、限期手术和急诊手术。

急诊手术是指需要在最短的时间内必须进行的紧急手术，否则会危及患者的生命，如卵巢肿瘤蒂扭转的手术。

限期手术是指需要在一定期限内实施的手术。即外科手术时间不宜过久延迟，手术前也有一定的准备时间，否则会影响治疗效果或失去治疗的有利时机，如宫颈癌的根治性手术。

择期手术是指可以选择适当的时机实施的手术，把握手术时机而不致影响治疗效果，容许术前充分准备或观察，再选择最有利的时机施行手术。如对良性病变进行的手术、整形类手术等。

56. 术前需要履行哪些知情同意手续？哪些人有资格签署手术知情同意书？

患者知情同意是患者对病情、诊断和治疗（例如手术）方案、治疗的益处及可能带来的风险、费用开支、临床试验等真实情况有了解与被告知的权利，患者在知情的情况下有选择接受与拒绝的权利。按国家卫计委要求应由患者本人签署知情同意书。当患者不具备完全民事行为能力时，才会由其法定代理人签字；患者因病无法签字时，也可以由其授权人签字。患者知情同意选择权是每位患者都具有的权利，知情同意书可以作为医疗机构履行说明告知义务的证据，也是患者及家属行使知情权的证据。让患者及其亲属能客观认识诊疗目的、效果、可能产生的并发症及意外等情况，充分享有知情权。

在患者接受诊治的过程中，需要患者履行的知情同意手续包括：

（1）术前、术中知情手续：所有手术前主管医生会与患者进行术前谈话，并签署手术知情同意书，内容包括术前诊断、手术指征、手术方式、可选择的诊疗方法及优缺点、术中和术后的危险性、可能的并发症及防范措施。术中置入身体的内置物（如吻合器、固定器等），术前谈话中会记明选择的类型；术中病情变化或手术方式改变需及时告知患者家属并由授权人书面在告知单上签名。手术的不确定因素较多，手术引起患者新的疾病甚至死亡的风险与疾病的治疗效果相伴相随。有时候手术可能达不到根治疾病的目的，达不到患者希望的理想状态，甚至使患者失去生命。手术风险具有不确定性、不可预测性等特征。

（2）如果在治疗中进行临床试验、药品试验、医疗器械试验及其他特殊检查、特殊治疗，主管医生将在治疗前向患者及家属告知相关情况，征求意见，由患者及家属签署同意检查、治疗的知情同意书。

（3）创伤性诊疗知情手续：对患者进行任何创伤性诊疗均需进行谈话告知并签署同意书；内容包括当前的主要病情、采取创伤性诊疗活动的目的及必要性、医疗风险、其他可选择的诊疗方法及优缺点、可能的并发症、注意事项及防范措施。

（4）麻醉知情制度：在进行麻醉操作前，麻醉医生会告知患者相关情况并由患者或其授权人签写同意书。告知内容包括术前诊断、麻醉名称及方式、麻醉风险、防范措施。

（5）输血知情制度：输血前经管医生会向患者告知相关情况并由患者或其授权人签写同意书。告知内容包括输血的目的、必要性、种类、数量、可能发生的风险、并发症及防范措施。

57. 手术前医生找患者谈话，患者及家属需要了解哪些内容？

手术前患者和家属最重要的是解除思想顾虑，做好心理和生理各个方面的准备。患者及家属可以向患者的主管医生或主刀医生咨询手术目的、麻醉方式、手术方式以及术中、术后可能出现的各种风险或不适等情况。同时配合医务人员的指导作好术前准备，术前因其他疾病服食药物的应向医生说明，以明确是否需要停药。

58. 为什么要签署知情同意书？

签署知情同意书是国家法律法规的要求，国务院颁布实施的《医疗机构管理条例》第33条规定："医疗机构施行手术、特殊检查或者特殊治疗时，必须征得患者同意，并应当取得其家属或者本人同意并签字；无法取得患者意见时，应当取得家属或者关系人同意并签字。"《执业医师法》第26条规定："医生进行试验性临床医疗，应当经医院批准并征得患者本人或者其家属同意。"

人的生命健康权是受法律严格保护的，个人身体所蕴含的生命和健康，只有自己有处置权，其他任何人无权处置。手术这种有风险性的医疗行为包含着对患者身体即健康权、生命权的处置。医生有手术技能，但又无权擅自处置患者身体，患者出于治疗疾病的目的，须授权医生为自己实施手术。在手术知情同意书的签名正是患者对其身体支配权的外部表现形式。

59. 手术知情同意书中写了那么多并发症，是否都会发生？

并发症是指患者发生了现代医学科学技术能够预见却不能避免和防范的不良后果。一般分为两种情况：一种是指一种疾病在发展过程中引起另一种疾病或症状，如消化道肿瘤可能引发肠梗阻、肠穿孔或大出血等并发症；另一种是指在临床诊疗和护理过程中，患者因治疗一种疾病而合并发生了与诊疗这种疾病有关的另一种或几种疾病或症状。外科手术并发症是影响手术效果极为重要的因素，常常是损害患者健康甚至致死亡的重要原因。手术知情同意书中写的并发症均是基于手术对组织器官损坏可能带来的病症，术中、术后是否发生并发症受多种因素影响，每位患者的自身状况、疾病情况、医疗单位及医生的技术水平等许多因素都是影响并发症的因素，并发症的发生率也受多种因素影响，如高龄患者手术并发症发生率就大于年轻患者。并不是手术知情同意书中写的并发症都会发生，医护人员也在尽力减少并发症的发生。

60. 手术前患者为什么要做全面检查？

外科手术是一项有创伤性的诊疗手段，并伴有不同程度的风险。因此，手术前进行全面检查是了解患者身体状况、疾病情况、手术耐受能力和可能出现的风险的重要步骤。检查一般包括常规检查和专科检查两方面。手术前常规检查主要包括：血常规及血型，尿常规，粪常规，心电图，胸部正、侧位 X 线片，超声检查，血**生化全套**（包括肝肾功能、血糖、电解质等），**凝血功能，乙肝两对半**，丙肝、艾滋病、梅毒等相关病原学检查。专科检查则要根据病变部位进一步行影像造影，CT、MRI 等大型仪器设备的检查，内镜检查，相关肿瘤标志物检查，细胞学检查，肿瘤组织**活检**或穿刺**活检**病理学检查，这些都是为了准确诊断、仔细制订手术计划，更好地完成手术，保障患者健康。

61. 手术前患者为什么需要禁食、水？

所谓禁食、水，是指禁止吃食物和饮水。一般手术前都要求患者禁食、水，主要目的是排空胃内容物，避免术中、术后发生呕吐，造成**误吸**。因为手术操作时刺激腹膜或内脏，有些麻醉药物也可刺激消化系统，造成患者呕吐。而麻醉后，呼吸道保护性反应已减弱，故呕吐物可**误吸**入呼吸道引起阻塞或吸入性肺炎。

正常人胃内物质排空需要 4~6 小时，当情绪激动、恐惧、焦虑或疼痛不适时，可导致排空速度减慢，因此成人一般在手术前 8~12 小时开始禁食，以保证胃的彻底排空。有些患者偷偷地瞒着医生和护士进食、水，这是非常危险的，极易造成手术中**误吸**、甚至窒息死亡的严重后果。如果术前禁食、水时间不够或又吃了东西，则需推迟手术时间，甚至取消手术。

62. 月经期患者能接受手术吗?

除非是急诊手术，对月经期患者不宜实施择期或限期手术。因为月经期患者脱落的子宫内膜含有较多**纤溶酶原激活物**，导致血液中**纤维蛋白溶解系统**活动增强，容易引起出血量增多，增加了手术危险性。此外，月经期患者抵抗力减低，增加了感染的风险；多数患者手术后需要卧床和留置导尿管，也增加了护理的难度；月经期子宫及盆腔充血明显，尤其增加了宫颈癌根治性手术的难度。

63. 手术日患者家属应该做些什么?

手术当天患者的直系亲属应该在患者进入手术室前到达病房陪伴患者，这对患者是一个安慰。在手术进行过程中，家属需在手术等候区耐心等待，不要离开，因为在手术中如果发现一些特殊情况，医生需要及时找家属商谈，并请家属做出决策。手术结束后，患者回到病房，在向手术医生和麻醉医生了解病情后，家属就可以按照医院要求留人陪护或由院方监护。

64. 手术前患者为什么需要做好心理准备？

手术前有些患者会产生焦虑、紧张、恐惧、不安及抑郁等不良情绪，可影响睡眠、食欲等，导致健康状况下降，免疫功能减退，致使机体对病毒、病菌等的抵抗力降低，还可导致心率加快、血压升高等，将会增加手术的风险及术后发生并发症的机率。因此，积极的情绪和良好的心理准备是保证手术顺利进行的首要条件。

65. 为什么手术前需要进行呼吸道准备？

手术后患者因为伤口疼痛而不敢深呼吸、咳嗽和排痰，导致呼吸道分泌物在呼吸道内积聚，降低了肺的通气量，加重呼吸道阻塞，造成肺不张，呼吸道易感染致肺炎，因此需在手术前进行呼吸道准备。

吸烟的患者应该在手术前 1～2 周停止吸烟，以减少上呼吸道分泌物。

练习正确咳痰的方法：腹式呼吸（用鼻深吸气，尽力鼓起腹部，屏气 1～2 秒后，嘴唇微缩成吹蜡烛状缓慢呼气，呼气时腹部自然回缩）数次→深吸气→憋住气→放开声门，收缩腹肌使气体快速冲出，将痰咳出。

有呼吸道炎症者，术前应用抗生素、雾化吸入等治疗，待感染控制后才可以接受手术。

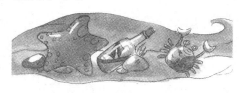

66. 手术前一天为什么要为患者做手术区域皮肤准备?

皮肤是机体的天然防御线,手术会破坏此防御线而增加感染的机率。手术前进行皮肤准备的目的是预防手术后切口感染。皮肤准备通常在手术前一天进行,皮肤准备的内容包括除去患者手术区域的毛发、污垢及微生物。手术区皮肤准备的范围一般应包括以切口为中心,半径在 20 厘米以上的范围。此外,手术前一天患者还应修剪指甲、剃须、洗头、洗澡。小儿可以不剃体毛,只做清洗。

67. 手术日需要患者做什么准备?

手术日不要化妆,要去除患者的唇膏、指甲油,便于手术中观察患者末梢血液循环情况;要取下活动性假牙,因为假牙可能会脱落而阻塞呼吸道;取下发卡、假发、金属物品、饰物等,因为金属会导电,饰物会伤及患者;将随身携带的所有贵重物品,如首饰、钱、手表,交由家属保管;如配戴助听器、隐形眼镜,可暂时戴着,便于与手术室工作人员谈话、沟通,可于手术前一刻取下。患者贴身穿着干净的病服;依照要求禁食、水;术前要排空膀胱,目的是为了避免麻醉后造成手术台上排尿,避免手术过程中误伤膨胀的膀胱,避免患者手术后因受麻醉影响或麻醉未清醒发生排尿困难。

68. 术前为何要备血?什么是交叉配血试验?

由于外科手术存在损伤血管,继而引发大出血休克的风险,因此术前需要血库准备血液,以备术中必要时输注。手术可能并不需要输血，但是为了患者安全，一些大型手术（如宫颈癌根治手术）必须备血。

交叉配血是输血科发放血液前的一项重要试验，用于检查受血者与献血者的血液之间有无抗原抗体反应，明确两者是否相合。包括"主侧"配血（受血者血浆或血清与供者红细胞反应）和"次侧"配血（受血者红细胞与供者血浆或血清反应）。交叉配血是确定血液能否输注的重要依据，通常交叉配血中主、次侧均不产生凝集或溶血时，供者血液成分才可以输注。交叉配血不相合的血液一旦输入患者体内，轻者出现输血不良反应，重者可危及生命。

69. 患者输血有哪些风险？

目前，我国各级医疗机构为患者提供的血液已由供血机构按国家规定采用合格试剂进行了严格的检测，但受当前科技水平的限制，仍难以避免输血所致的各种传播性疾病和不良反应，输血治疗存在一定风险，主要包括以下情况：①溶血反应；②非溶血性发热反应；③**过敏反应**；④感染病毒性肝炎、艾滋病、梅毒等；⑤感染巨细胞病毒、EB病毒、疟疾等；⑥输血相关移植物抗宿主病；⑦输血相关急性肺损伤；⑧循环负荷过重；⑨血液输注无效等。一般情况下，医生会根据患者术中情况，必要时才会输血，以最大限度减少患者用血风险。

70. 输注亲属的血最安全吗？

一般情况下，不提倡输注亲属血液，因为输注亲属血液发生移植物抗宿主反应的机率远高于输注非亲属血液，因此输亲属血并不是最安全的。如果在某些情况下，非常需要输注亲属血液时，建议亲属血液经辐照处理后输注。

71. 患者进入手术室后医务人员为什么要反复核对患者信息？

为加强对医疗机构的管理，指导并规范医疗机构手术安全核查工作，保障医疗质量和医疗安全，原卫生部制定了《手术安全核查制度》。该制度的规范要求手术前进行核查工作，核查内容主要包括以下三方面：

（1）患者身份核对：医务人员通过核对姓名、科室、床号、病案号、腕带信息等确定患者的身份。对于可能服用镇静剂、听力障碍、身份无法确认的昏迷手术患者，可以通过核对其腕带上的姓名、病案号进行身份确认。

（2）手术部位核对：涉及双侧、多重结构（手指、脚趾、病灶部位）、多平面部位（脊柱）的手术时，在患者接入手术室前，医生将对手术侧或部位进行做手术标志。巡回护士接患者入手术间前，需进行手术部位标志的核对。

（3）一般情况的核对：如禁食、水情况，有无假牙、过敏史、既往病史情况，既往手术史等。

手术安全核查工作要由具有执业资质的手术医生、麻醉医生和手术室护士三方，分别在麻醉实施前、手术开始前和患者离开手术室前，共同对患者身份和手术部位等内容进行核查工作。其宗旨是要保证患者的医疗安全，希望患者理解和配合。

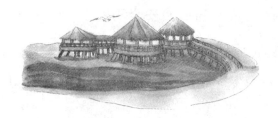

72. 手术流程包括哪些？

接患者入手术室时核对患者信息→在手术等候区等候，再次核对患者信息后进入手术间→进行输液、导尿等手术前准备→麻醉→实施手术→手术结束后如有需要进入麻醉恢复室或重症监护病房进行严密观察和监测，直至患者清醒、**生命体征**恢复稳定→安全返回病房。

73. 麻醉是不是很简单？麻醉医生的工作内容是什么？

经常有患者及家属问外科医生这样的问题："谁给我们打麻药？"许多患者认为麻醉只是"打一针，睡一觉"这么简单。麻醉实际上很复杂，麻醉医生的工作贯穿于患者的手术前、手术中以及手术后。手术前一天，麻醉医生会到病房进行术前访视，了解患者病情及手术前用药情况，并告诉患者哪些药物应该继续服用至手术当天，哪些药物应该停用。麻醉医生对患者的全身情况进行系统的麻醉风险评估，尽可能将患者的机体调整到最好状态再行麻醉，告知患者麻醉可能存在的风险及并发症，以及手术过程中一些必要的操作。

从患者进入手术室的那刻起，麻醉医生就时刻伴随身边。麻醉医生会跟外科医生、护士一起核对患者的手术信息，对患者进行全方位的监测（如血压、脉搏、体温、血氧饱和度、呼气末二氧化碳分压、肌肉松弛程度、平均动脉压、中心静脉压等），视病情需要及手术的方式实施麻醉。手术中，麻醉医生要根据监护仪上的各种数据维持患者**生命体征**平稳，对手术中出现的各种异常情况正确判断并及时处理，保证患者术中生命安全。所以通常有这样的说法：外科医生治病，麻醉医生保命。

手术结束后，麻醉医生会让患者恢复意识、清醒、**生命体征**稳定地返回病房，同时会根据不同的情况给患者进行术后镇痛。

74. 通常所说的"全麻"或"半麻"指的是什么？

"全麻"即全身麻醉，手术中患者将完全失去知觉和痛觉，医生经静脉将麻醉药物注入患者体内，在患者睡着后将气管插管插入，帮助患者呼吸，并吸入麻醉气体。"半麻"包括硬膜外麻醉、腰麻（蛛网膜下隙麻醉和腰硬联合麻醉）。"半麻"下患者是清醒的，如果患者希望睡着，也可以给予镇静剂。

75. 麻醉会有什么风险？

麻醉的风险性不仅与外科手术大小、种类、麻醉方法有关，而且还与患者术前的身体状况及内、外科疾病有关。实施麻醉后会影响患者生理状态的稳定性、手术创伤和失血可使患者生理功能处于**应激状态**、外科疾病以及并存的内科疾病会引起不同程度的病理生理改变，这些都能增加麻醉的风险。因此"只有小手术，没有小麻醉"。麻醉医生的工作就是使这些风险降到最低，手术前会完善一些必要的检查和准备，将患者的身体调整到最佳状态，手术过程中会利用先进的仪器随时监测患者的**生命体征**，以保证麻醉安全。如发现由于手术、麻醉或是患者原有的疾病产生威胁患者生命的问题时，会及时采取各种措施，维持患者生命功能的稳定。

76. 为什么麻醉医生术前要访视患者？

为减少麻醉手术后并发症，增加手术安全性，麻醉医生需要在手术麻醉前对患者的全身情况和重要器官生理功能作出充分的评估，评定患者接受麻醉和手术的耐受力，并采取相应的防治措施，选择适当的麻醉药物及方法，这都需要手术前对患者进行访视。麻醉医生在手术前需要了解的情况包括①病史：患者是否有心脏病、高血压、糖尿病、气管炎、哮喘、青光眼等疾病？②过敏史：患者是否对药物（尤其是麻醉药）和食物过敏？**过敏反应是否很严重**？③手术及麻醉史：患者是否接受过手术和麻醉？有无不良反应等。④生活习惯：患者是否吸烟？每天吸几支烟？是否经常喝酒？睡眠好不好？麻醉医生根据患者的不同情况制定相应的麻醉方案，同时向患者及家属解释有关的麻醉注意事项，回答患者提出的问题。签署麻醉知情同意书和决定术后镇痛方式也是在手术前访视时完成。总之，有效的手术前访视可以让麻醉医生对将要进行的麻醉做到心中有数，是患者麻醉安全的重要保证。

77. 为什么要签署麻醉知情同意书？家属可以代签吗？

由于个体差异及合并疾病的不同，每个人对麻醉的耐受和反应都不一样，麻醉过程中可能会出现意外和并发症。任何麻醉都伴随着一定的风险，作为患者及家属，有必要也有权利充分了解麻醉存在的风险，这就是为什么手术患者都要进行麻醉前谈话并签字的原因。

原则上只要患者有一定的认知能力，那么他（她）的意愿永远是第一位的，应该由患者本人签署术前麻醉知情同意书，这是患者的权利。但如果家属和患者本人有良好的沟通，家属能够代表患者的意愿，患者本人又签署了委托协议，委托某位家属替他（她）做主，那么这位家属可以代签麻醉知情同意书。

78. 手术前患者一直在服用的心血管药物（例如降压药、抗凝药、抗心律失常药）停不停用？

降压药及抗心律失常药手术前不要停药，手术当天早晨也要继续服用，这样有利于手术中维持患者的循环稳定，降低手术风险。围术期抗凝药的应用有严格的要求，要咨询主管手术医生和麻醉医生。

79. 手术前特别紧张怎么办？

任何人接受手术治疗时都会紧张，这是正常的反应。麻醉医生手术前访视时将向患者解释手术前、后的程序，帮助患者缓解紧张心情。患者有疑问可向医生咨询，消除疑虑。患者家属可配合医生做一些安慰工作，尽量减轻患者的紧张情绪。如果患者晚上不能入睡可告诉值班医生，值班医生会给予一些催眠药物帮助睡眠。手术前充足的休息，良好的体力对手术和术后恢复均很重要。

80. 宫颈上皮内瘤变是否都需要手术？还有哪些治疗方法？

并不是所有的宫颈上皮内瘤变患者都需要手术治疗。对于 I 级，无 HPV（人乳头状瘤病毒）感染的患者可定期观察，暂不予治疗；对于Ⅰ级合并 HPV 感染的患者可采用局部治疗。局部治疗主要指物理治疗，包括电烙和电凝治疗、冷冻治疗、激光治疗、微波治疗。对于Ⅱ级，且合并 HPV 感染以及Ⅲ级的患者如不积极治疗，有可能进展为癌，所以一般需要行手术治疗。手术治疗的方法包括电锥切手术、冷刀锥切术和全子宫切除术。

81. 为什么宫颈上皮内瘤变不能直接切除子宫？

宫颈上皮内瘤变是宫颈癌的癌前病变，一般是在阴道镜下取宫颈多点组织，送往病理科，在显微镜下观察发现的。**活检**仅仅是钳取一小块宫颈组织，深度较浅，有可能漏诊宫颈癌。与宫颈多点**活检**比较，宫颈锥切术切下了所有宫颈病变范围，通常不会漏诊。对于某些宫颈上皮内瘤变的患者，如直接行单纯子宫切除手术，一旦术后病理提示有宫颈癌，则会造成手术切除范围过小，无法补充手术的被动局面。对于宫颈癌患者的手术治疗，仅仅切除子宫是远远不够的，还要切除子宫旁组织并行**淋巴结清扫术**。但全子宫切除仍是治疗宫颈上皮内瘤变的一种方法。对于锥切手术困难的特殊患者，可直接行全子宫切除术，但需要充分考虑漏诊宫颈癌的风险。

82. 什么是 LEEP 锥切手术？适用于哪种病情？

LEEP 锥切手术是用环形电刀切除宫颈病变的手术。该手术不需要复杂的麻醉，且时间短、出血少，可在门诊进行。但因其切除的深度较浅，范围较小，且因为环形电刀烧灼组织，给病理科医生判断病变切缘带来困难，所以一般适用于Ⅱ级以下的患者，Ⅲ级及以上的患者一般不建议采用。另外，对于宫颈腺上皮内病变的患者，一般不能采用 LEEP 锥切手术，因为腺上皮内病变是宫颈腺癌的癌前病变，而宫颈腺癌病灶往往位于较深的宫颈管内，LEEP 锥切手术不能完整切除病灶的可能性较大。

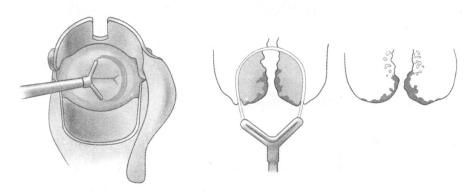

LEEP 手术示意图

83. 什么是宫颈冷刀锥切手术？适用于哪种病情？

宫颈冷刀锥切手术是用手术刀将宫颈环形切除，是传统经典的锥切方式。本手术是医生采用手术刀将病变的宫颈连同宫颈管一同做锥形切除，不但可以大范围切除宫颈病灶，更可深度切除宫颈管内病灶。锥切术对宫颈癌前病变及早期浸润癌诊断准确，且对于 Ⅱ 级合并 HPV 持续感染、Ⅲ 级及早期浸润性宫颈癌（Ⅰa₁期）要求保留生育功能的患者中绝大多数可以达到根治效果，一般不影响生育功能。**宫颈冷刀锥切术是宫颈癌前病变诊断和治疗的金标准。**

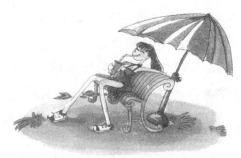

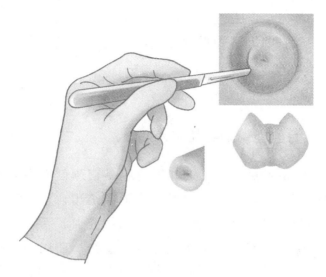

锥切手术示意图

84. 锥切术前应进行哪些准备？

（1）锥切手术前一般需要进行阴道镜检查及宫颈多点组织**活检**，如果在其他医院做的**活检**，需借出病理切片，由实施手术医院会诊，主要是避免出现诊断错误和治疗偏差。

（2）阴道内细菌培养结果未发现致病菌方可行手术，主要是为了避免出现术后创面的感染。

（3）月经干净后 3~7 天内进行手术。

（4）术前禁止性生活 3 天，主要是避免宫颈创面充血，减少术后发生感染的机率。

（5）治疗高血压、糖尿病、心脏病等基础病，但术前需要停止口服阿司匹林或复方丹参 1 周以上。

宫颈锥切术虽是小型手术，但对于治疗癌前病变非常重要，也要注意一些术后并发症的预防。由宫颈癌前病变自然发展为宫颈癌一般需很长时间，短期内不会耽误病情，进行充分的术前准备是很有必要的。

85. 月经期影响锥切手术吗？

宫颈锥切手术后最常见的并发症就是宫颈创面出血。月经前手术有可能刺激月经来潮，且锥切术后阴道出血很难区分是月经血还是创面出血。月经期手术，宫颈组织充血，手术时有可能渗血较多，影响医生操作且容易引起术后感染。所以一般在月经干净后 3~7 天进行。

86. 锥切手术采用什么样的麻醉方式？术后需要镇痛吗？

宫颈锥切术尽管手术时间较短，但由于手术操作产生的刺激或不适会给患者带来很大的心理恐惧与痛苦，为了使患者更加轻松舒适，目前广泛采用的麻醉方式包括：①局部浸润麻醉+全身静脉麻醉，这是目前此类手术应用最为广泛的麻醉方法，其中静脉麻醉药物以靶控输注为佳，其优点是仅需要静脉通路即可完成，创伤小、诱导及苏醒迅速，术中保留自主呼吸，无疼痛等不良记忆，常用的静脉麻醉药物有镇静作用的异丙酚、咪唑西泮，镇痛作用的芬太尼、舒芬太尼、瑞芬太尼等；②硬膜外麻醉，可辅助局部浸润麻醉，或经静脉途径给予镇静催眠，优点是镇痛完善，术中保留自主呼吸，无不良记忆，如术后通过硬膜外给予小剂量吗啡，可维持镇痛作用至术后 12 小时，但硬膜外穿刺为创伤性操作，需要丰富的经验及熟练的穿刺技术；③骶管阻滞麻醉或腰麻也是较为常采用的麻醉方式，但由于创伤性操作对经验及技术要求较高，患者术中知晓，术后需去枕平卧 6 小时，近年来在此类手术中应用逐渐减少；④全身麻醉，可以为静吸复合全身麻醉或全静脉麻醉，可以保留自主呼吸或采用机械通气，但对于此类手术则显得手术时间较短，麻醉相对繁杂。

宫颈锥切术后的镇痛措施应该是术中镇痛的延续，需要采取个体化镇痛策略，以患者的舒适化需求为准，可以间断给予镇痛镇静药物，也可以应用患者自控镇痛泵。

总而言之，麻醉以手术需求和患者需求为中心，对于不同的患者，选择最合适的麻醉和镇痛方法组合，在手术过程中最大可能地维护患者安全，为手术提供便利，让患者更加舒适合作。

$87.$ 锥切术后有哪些特殊注意事项？

锥切术后患者最需注意的是宫颈创面愈合情况，过度下地活动、便秘时小腹用力及创面感染都有可能增加出血的风险。所以术后需要注意：①术后 3 天严格卧床，术后 3 周内除尿便外尽可能减少下床活动；②多吃蔬菜、水果及粗粮等高维生素及纤维素食物，防止便秘；一旦粪便干结，可使用开塞露协助排便，避免小腹用力；③宫颈创面愈合一般需要 2~3 个月的时间，所以术后 2~3 个月内禁性生活、游泳、盆浴，减少创面感染及出血的机会。

$88.$ 锥切术后阴道出血怎么办？

锥切术后阴道出血是最常见的并发症。因为宫颈血运丰富，创面较大，虽进行了仔细地止血和缝合，术后一些因素（最常见的是活动量增加），仍有诱发创面出血的风险。宫颈创面缝合时一般采用可吸收缝线，在缝线吸收的过程中会出现少量阴道分泌物。如果出血的颜色是淡红色且量少时，可不用紧张，有可能是可吸收缝线吸收过程中出现的；如果出血的颜色鲜红，出血量类似月经量、伴血块，出现心慌、头晕，可能是出血量较多，需及时返院处理；如出血量过大，要立即前往附近医院急诊处理。锥切术后出血于术后2周内常见，少数病例出血延迟到术后1个月左右。相当一部分病例出血发生在患者出院后，故应警惕。

89. 锥切术后需要进一步治疗吗？

宫颈癌前病变能通过宫颈锥切手术明确诊断。术后病理对指导术后后续治疗非常关键。如果术后病理为Ⅲ级以内，无切缘不净，术后无需进一步治疗，但需要密切**随访**。如果术后病理提示浸润癌，就需要补充手术。如果术后宫颈切缘仍存在宫颈上皮内瘤变，可根据情况继续随诊。相当部分切缘不净的病例在术后随诊中发现病变消失，但也有进展为浸润癌的可能。也可补充行二次手术，对于无生育要求的患者可补充行全子宫切除术。

90. 锥切手术后对性生活有影响吗？

宫颈锥切术后宫颈管狭窄，腺体分泌较前可能减少，所以对性生活可能有一定程度的影响，但术后一段时间内可恢复。而且锥切术只是切除宫颈的一部分，并未切除卵巢和阴道，不会影响性激素分泌周期及月经周期。大多数患者锥切术后性生活不满意可能是心理因素造成的，所以一定要克服心理上的障碍。一般在术后3个月内禁止性生活，因为性生活有可能引起宫颈创面的感染，增加出血的风险。

91. 锥切手术后对生育能力有影响吗？

宫颈在女性生育过程中起着重要的作用。锥切术切除一部分宫颈后，有可能会影响生育。有些患者锥切术后因为宫颈口狭窄或宫颈管粘连引起不孕。且锥切术后宫颈功能下降，宫颈口松弛，怀孕期间有可能出现早产或流产，但大部分患者术后仍能正常怀孕、生育。想要生育的患者需要进行孕前检查及产前检查。

92. 锥切术后多长时间可以怀孕？孕、产前需做哪些特殊准备？

因为锥切术后生殖系统恢复需要一段时间，所以锥切术后最好半年后再计划怀孕。锥切术后有可能出现宫颈管粘连引起不孕，所以锥切术后的患者如果有生育计划，必须前往普通妇科行相关孕前检查，查看宫颈管是否通畅，如存在宫颈管粘连，可行扩宫术。另外准备怀孕之前，有必要做宫颈细胞学涂片检查，因为宫颈上皮内瘤变不但存在进展到癌的风险，也是引起不孕的原因之一。锥切术后患者一旦怀孕成功，怀孕期间要定期进行产前检查，如果出现早产或流产的迹象，最好在怀孕中、晚期进行宫颈环扎术。

93. 哪些宫颈癌患者可以选择手术？

宫颈癌的治疗措施主要是手术或同步放、化疗。对于宫颈癌早期（Ⅱa期之前）患者一般行手术治疗，因为这些患者的肿瘤局限于宫颈，无子宫旁软组织内肿瘤的扩散，做一个大范围的手术可以达到根治的效果。对于宫颈癌中、晚期患者（Ⅱb期及Ⅱb期之后），应选择同步放、化疗，根治的希望仍旧很大。此时，反而不能强行手术。因为这些患者的肿瘤已扩散到子宫旁的软组织，病变超出了手术切除的范围，即使强行手术切除子宫，也会造成肿瘤残存，无法达到手术根治的目的。另外，宫颈癌的根治性放疗需要在子宫内放置放射源进行内照射，强行切除子宫后放疗也无法完成根治剂量，必然导致治疗失败。

94. 宫颈癌根治性手术有哪些方式和方法？

选择什么样的手术方式可以向医生咨询。一般根据病期选择不同范围的手术方式。除以前介绍的锥切手术以外，宫颈癌的根治性手术通常分为以下几类。①对于宫颈原位癌、宫颈原位癌可疑间质浸润、宫颈微小浸润癌（Ⅰa$_1$期）且无脉管浸润的患者可选择Ⅰ类术式：全子宫切除，阴道切除1厘米左右，随着病情的发展，手术范围相应扩大；②对于宫颈早期浸润癌（Ⅰa$_2$期）的患者可选择Ⅱ类术式：较前述的Ⅰ类术式范围更大，除切除子宫外，还要切除一定范围的阴道和宫旁组织，还要行盆腔淋巴结切除术；③Ⅲ类术式是宫颈癌患者常规手术方式，包括广泛性切除子宫并进行盆腔**淋巴结清扫术**。其中，切除宫旁和阴道的范围较Ⅱ类术式更大，适用于Ⅰb～Ⅱa期的宫颈癌；④对于肿瘤大于4厘米的患者，或手术中发现有盆腔淋巴结转移的患者，还应包括腹主动脉旁淋巴结切除。

宫颈癌手术传统采用剖腹手术的方式。近年来，随着技术的进步，腹腔镜手术趋于成熟，越来越多的患者选择行腹腔镜手术。但是，并不是所有的宫颈癌患者都适用腹腔镜手术。

95. 切除子宫会不会改变女性特征？对术后生活会有什么影响？

切除子宫的患者因为保留着双侧卵巢，所以不会出现男性化表现，容貌体型并不会发生改变。切除子宫后阴道长度较前稍缩短，对性生活可能有一定的影响。且切除子宫后，患者不会再来月经，这可能对一些女性患者产生很大影响。另外有些患者可能出现卵巢早衰的表现，如失眠多梦、潮热汗出等。但为了治愈疾病有些情况是不可能避免的，要保持积极健康的心态，并且可积极采用相应的治疗（如补充雌激素）来提高生活质量。

96. 宫颈癌手术可不可以保留卵巢？为什么要悬吊卵巢？

切除双侧卵巢后有可能出现绝经期症状，如性情急躁、失眠多梦、低钙抽搐、潮热汗出等，严重影响年轻患者的术后生活质量。早期宫颈癌发生卵巢转移的机率很小，如宫颈鳞状细胞癌卵巢转移的发生率<1%，所以对于宫颈癌手术患者可以保留双侧卵巢。相当一部分的宫颈癌患者术后需要辅助放疗，如卵巢位于放射范围内，由于卵巢的放射耐受能力差，放疗会对卵巢造成不可逆的损伤，导致术后卵巢功能丧失。所以要将卵巢悬吊于放射野之外（通常悬吊于双侧结肠旁沟部位），避开射线的照射。

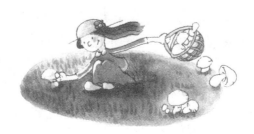

97. 什么是微创手术？哪些患者适合做微创手术？

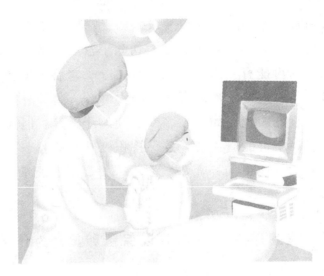

腹腔镜手术

　　微创手术一般是指腹腔镜手术。就是先在腹壁上进行穿刺打孔，手术器械经孔进入腹腔，用腹腔镜观察、放大视野进行手术操作。手术切除范围与剖腹手术是相同的，甚至更加精细。腹腔镜手术没有大切口，术后疼痛轻，恢复快，大大减少了手术给患者带来的创伤，提高了术后生活质量。但并不是所有患者都适合腹腔镜手术。以前做过腹腔或盆腔手术的患者，肠管之间粘连紧密，在腹壁上打孔时有可能损伤肠管，增加了手术风险。对于特别肥胖的患者，如做腹腔镜手术，会增加手术难度，腹腔镜相关并发症发生率会有所增加，这些患者需要慎重选择。宫颈癌腹腔镜手术一般采用头低脚高位，手术时间相对较长，对于体质较差、心肺功能不足或老年患者则无法耐受。但是腹腔镜手术中如遇到困难，为了患者安全都有可能转为剖腹，患者应充分理解。

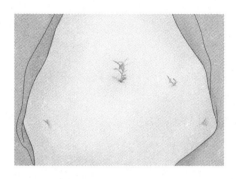
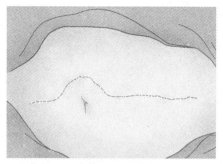

腹腔镜术后仅见穿刺孔　　　　　开腹手术后的巨大手术切口

98. 宫颈癌根治性手术前需做哪些准备？

宫颈癌手术范围较大，创伤大，所以术前需要进行严格的准备。需要进行全面化验及检查，特别是重要的影像学检查，如MRI 或 CT 在手术前是必备的；术前要有宫颈**活检**的病理诊断，在外院诊断的患者需要借外院病理切片，由实施手术医院会诊，主要是为了避免误诊；高血压、糖尿病、心脏病等慢性疾病患者，需继续原治疗，控制基础病，并使血压、血糖等重要指标维持在稳定水平。口服阿司匹林及复方丹参的患者术前需停药至少1 周以上；因为月经期间做手术，会增加出血及感染的风险，所以手术要避开月经期；患者术前 8 小时禁饮食；为保证术中无菌环境，避免术后发生感染，术前需行手术区**备皮**并行阴道冲洗；宫颈癌手术切除范围较大，渗血、出血可能较多，为促进术后恢复，术前需备血；为预防术后发生下肢深静脉血栓，术前需穿弹力袜；术前临床医生会与患者及家属交代病情，如有疑问及时提出以保证沟通良好。此外，医护人员及患者家属应尽可能安慰患者，避免其过度紧张及恐惧；如影响睡眠，可使用催眠镇静药物。

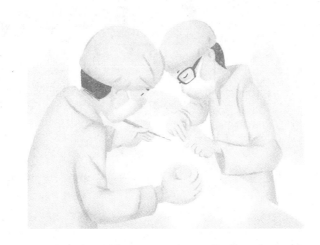

99. 术前阴道里培养出致病细菌该怎么办？

正常情况下阴道内存在多种细菌，一般情况下不会致病。但有些细菌，如金黄色葡萄球菌、铜绿假单胞菌、无乳链球菌等，为条件致病菌，如进入手术区域就容易引起严重感染。因此，术前要连续进行阴道消毒，或阴道内外用抗生素。治疗一段时间后再进行阴道内细菌培养，连续三次培养结果保证致病菌消失后方可手术。

100. 宫颈癌根治性手术采用何种麻醉方式？术后怎么镇痛？需要镇痛泵吗？

宫颈癌根治性手术难度较高，创伤大，耗时长，选择适宜的麻醉及镇痛方法能够有效降低患者围术期的紧张、焦虑和应激反应，改善预后。常用的麻醉方法包括：①全身麻醉：是此类手术目前应用最广泛的麻醉方法，包括静吸复合全身麻醉或全静脉麻醉，优点是患者术中处于无意识及肌松状态，无疼痛等不良记忆及自主神经反射，缺点是全身麻醉术后常出现恶心、呕吐、头晕、乏力等症状，术中气管内插管的患者还可能会有咽喉痛、气管炎症等，术后需要镇痛泵等镇痛措施，静脉镇痛泵由于个体差异等原因往往存在镇痛不足；②连续硬膜外麻醉：是过去常采用的麻醉方法，费用低，手术中及手术后镇痛效果较好，但术中肌松不够完善，患者术中知晓，往往焦虑、恐惧，尤其是牵拉腹膜时患者有明显的不适，因此连续硬膜外麻醉现已很少单独用于此类手术；③全身麻醉+连续硬膜外麻醉，两种方法的联合可以保证术中的镇静催眠和肌松要求，术后连续硬膜外镇痛效果相对优于静脉镇痛，有利于患者早期恢复意识和自主活动，但硬膜外穿刺是一种有创操作，不仅需要技术和经验，还可能会出现腰痛、头痛、出血、感染等并发症。总而言之，不同的患者应该制订个体化的麻醉和镇痛策略，综合考虑手术需求和患者围术期舒适医疗。

101. 哪些情况医生会放弃切除子宫，留着子宫为术后放疗？

对于一些宫颈癌患者，有无宫旁浸润在术前很难估计。宫颈癌手术过程中，如发现肿瘤扩散到子宫旁的软组织中，表明手术已经无法达到根治效果。即使强行切除子宫，也会使肿瘤残存，还会影响术后放疗。因此，如出现以上情况，一定要放弃切除子宫，留着子宫的目的是为了实施术后腔内放疗。腔内放疗是将放射源置于子宫内，针对宫颈肿瘤进行大剂量照射，是根治性放疗的重要一环。因此，保留子宫同样是治疗需要。

102. 宫颈癌根治性手术后患者家属需要做点什么？

为了减轻和消除手术给患者身心带来的创伤，使患者尽快恢复正常生活及工作，在护理过程中，往往需要患者家属、亲友的配合及参与才能获得更好的效果，在以下方面患者家属都能积极发挥作用：

（1）心理护理：积极安慰和鼓励患者，认真倾听患者的倾诉，给予支持和理解。帮助患者分散注意力，使患者放松情绪，如帮助患者按摩、锻炼、听音乐等。保持环境的整洁舒适，并始终陪伴在患者身旁。对有疑虑的患者，家属可配合医生讲解治疗的重要性，助其疏导心理。

（2）手术切口的护理：保持局部的清洁和卫生，避免伤口感染，伤口拆线前尽量避免碰撞挤压。发现伤口有感染、化脓、流血等情况时，应及时与医护人员沟通。

（3）各种引流管的护理：注意引流管是否通畅，在患者翻身或下床活动时固定好引流管，防止其脱落。发现引流量、色、质发生变化时及时告知医护人员。

（4）饮食护理：术后饮食应严格遵守医务人员的嘱咐。胃肠道功能恢复后，饮食初起应为流食、半流质饮食，如牛奶、稀饭、藕粉、红枣粥、肉汤等，继而是易吞食、易消化、营养丰富的软食，如面包、馄饨、面条等，配以肉、鱼、蛋、豆制品、蔬菜、水果等，部分虚弱或胃肠功能不足的应采用少量多餐的方式。有些患者可根据需要给予**要素饮食**。

（5）早期活动：术后活动可以分床上活动和离床活动两种。床上活动主要是为患者翻身、拍背、按摩腿部或进行上下肢活动，为带有输液管或其他导管的患者翻身时，应注意保护好导管，以免扭曲、折叠、脱落；离床活动应在患者病情稳定后进行，在护士或陪护家属的协助下，先让患者在床边坐几分钟，无头晕不适者，可扶着患者沿床缘走几步。患者情况良好时，可进一步在室内慢慢走动，最后再酌情外出散步。

（6）保持口腔清洁卫生，预防并发症发生，刷牙或漱口是保持口腔清洁常用的方法。

103. 手术后该如何与医护人员配合，以利于身体的康复？

癌症和其他疾病一样，有相当数量的患者是可以治愈的。对癌症不要过分恐惧和悲观，不但无助于治疗，相反，由于精神过度紧张、焦虑、寝食不安，会降低机体的抵抗力，对术后恢复不利。既然手术已经成功，手术后患者更应放下思想包袱，吃好、睡好，增强自身抵抗力。

宫颈癌根治性手术通常需要在全身麻醉下进行，麻醉过程中需要在患者气管内留置一根导管，所以，手术后可能会痰液比较多，为防止呼吸道感染，要尽量把痰液排出。

饮食方面也要做到荤素搭配，多补充蛋白质、维生素、矿物质等，使摄入的营养比消耗的多，以提高机体的抗癌能力。如果医生没有提出特别要求，原则上不必忌口，多吃富于营养的食物，如肉、鱼、蛋、豆类、谷类等，尤其要多吃新鲜蔬菜和水果，因其中含有丰富的维生素 C，对抗癌有一定的作用。不要吸烟，不要喝酒，不吃酸、辣等刺激性食物，不吃过冷或过热的食物。

由于治疗癌症的手术常常是切除或部分切除了某脏器，对生理功能损伤往往较大，因此，恢复时间可能会较长。伤口愈合后，应适当进行锻炼，原则是量力而行，循序渐进，持之以恒。

104. 手术后为什么会出现发热？

通常在手术后 3～5 天内，患者体温会有轻、中度升高，通常在 38℃ 左右，这是机体对手术创伤的一种正常反应，一般不需要特殊处理。如果体温高于 38℃ 或患者对体温升高感觉不适，可给予温水擦浴、酒精擦浴、冰袋冷敷等方法进行物理降温。一般在手术 3～5 天后体温可以逐渐恢复正常。但如果术后体温升高持续不降或术后 3～5 天体温恢复正常后又升高，则有可能是发生了切口感染或其他并发症，医生会查找原因，并进行相应的处理。

105. 手术后伤口疼痛怎么办？

伤口疼痛是许多患者最担心的问题之一，伤口疼痛是人体应激反应的一个重要表现，是一种正常的生理心理活动。疼痛的程度与伤口大小、手术部位等有关，与人的焦虑情绪也密切相关，焦虑情绪越严重，机体的**痛阈**越低，心理高度恐惧的患者对疼痛的敏感性增高。由于每个人对疼痛的敏感性不同，疼痛的程度因人而异。但是，随着医学的发展，已经可以解除或减轻患者术后疼痛。通常有两种方法减轻创口疼痛：一种是在静脉或硬膜外腔留置手术后镇痛泵注药，该方法可以持续、平稳地减轻疼痛，但部分患者有较明显的头晕、恶心等不适；另一种方法是在疼痛剧烈时肌内注射镇痛药，该方法镇痛效果好，但持续时间短，通常可持续 2～4 小时。疼痛最明显的是手术后 48 小时内，以后渐渐缓解。手术后常用的镇痛药都有不同程度的抑制肠胃运动的不良反应，会影响患者下床活动的恢复，但短期使用不会产生依赖性。

106. 宫颈癌根治术后为什么要早期活动？

由于手术创伤的打击，精神和体力的消耗，加之有的患者害怕起床活动会影响伤口愈合，一般患者手术后都愿意静卧休息。其实，早期活动可使患者机体各系统功能保持良好的状态，预防并发症的发生，促进术后身体的康复，那么早期活动有什么好处呢？

早期活动可以增加患者的肺活量，促进呼吸和肺扩张，可减少肺炎、肺不张的发生；促进血液循环，防止下肢静脉血栓形成；避免因肢体肌肉不活动导致的肌肉萎缩；促进胃肠蠕动和排气，减轻腹胀和便秘；促进膀胱功能恢复，避免排尿困难；活动还可以增进患者食欲，利于身体康复。

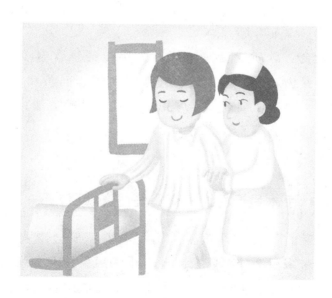

手术后当天，患者即可在床上进行深呼吸，四肢屈伸活动，

及在他人协助下翻身，次日可在协助下床边扶坐，无不适可扶床站立，室内缓步行走。活动时要掌握循序渐进、劳逸结合的原则，逐渐增加活动范围和活动量。避免没有准备而突然站立。感觉头晕、心慌、出虚汗、极度倦怠时应及时休息，不可勉强活动。

107. 什么是清流食、流食、半流食和软食？

（1）清流食：清流质饮食是一种限制较严格的流质饮食，包括水、米汤、稀藕粉、果汁、蛋花汤等。

（2）流食：流质饮食是食物呈液体状态，包括有稠米汤、牛奶、菜汁、豆浆、清鸡汤、清肉汤等。

（3）半流食：半流质饮食是一种半流质状态，纤维素含量少，容易咀嚼和消化，营养丰富的食物。有粥、面条、蒸鸡蛋羹、豆腐脑、碎菜叶等。

（4）软食：软质饮食是指质软，粗硬纤维含量少，容易咀嚼和消化的食物。包括软米饭、馒头、包子、面条和各种粥类。肉类应剁碎，菜应切细；蛋类可用炒、煮和蒸等方法；水果应去皮，香蕉、橘子、猕猴桃等均可食用。

108. 手术后近期饮食有哪些注意事项？

手术过后的饮食非常重要，稍有不慎不仅会影响患者的康复，还可能带来更多的损害，因此，手术后保持营养均衡是非常重要的，各种外科手术过程中一般都有出血或组织液渗出，很可能会造成贫血及低蛋白血症，同时，疼痛、创伤及手术中的刺激会导致营养物质消耗的增加。所以手术后通过饮食保持营养均衡是术后伤口愈合、体质恢复所必需的。

在食物的选择上有三个注意事项：

（1）保证饮食的多样性：手术后要多进食营养价值比较高、清淡而又容易消化、吸收的食物，尤其是**优质动物蛋白质**；其次是补充微量元素，尤其是锌与钾，锌是化学反应中的媒介，在促进蛋白（尤其是胶原蛋白）的合成中起重要作用；再次是各种维生素及纤维素的补充。它们可以增加抗感染的能力，而维生素A、维生素C、维生素E还可以促进伤口愈合；要避免食用猪油、动物内脏、鳗鱼，少吃肥肉及含胆固醇较高的海鱼等，还要避免烟、酒及浓茶等。

（2）根据手术类型与患者病情选择食物：不同的手术类型在选择食物时也有不同的侧重点。消化系统手术后饮食宜清淡和细腻，这时考虑的是利于胃肠道的功能重建和恢复，一些蛋白粗纤维或植物粗纤维则应慎重摄入；术后一天内，不宜进食牛奶、豆浆等易胀气的食物。能正常进食时，应给予熟烂、嫩、软、少渣以及营养搭配合理的食物。切忌为使患者增进食欲而投其所好，进食辛辣、富含脂肪或煎炸的食物。妇科手术后宜选择性温热的食物，来促进体力恢复、活血化淤。可用牛肉、鸡肉、鸽肉等高蛋白动物性食物作为主料，适量减少碳水化合物的比例。

（3）根据术后时间选择食物：多数患者手术后 2~3 天开始恢复肛门排气，这表明肠道的功能开始恢复。早期进食和活动可促进肠道蠕动的恢复。如无特殊情况，排气后可进流质饮食（粥水、汤水等），饮食一般第一阶段开始以清流食为主，如米汤、藕粉、果汁、蛋花汤等；随病情稳定进入第二阶段，改为流食，如牛奶、豆浆等；第三阶段改为半流食，如粥等；第四阶段为软饭或普通饭。

109. 手术后什么时候可以开始进食？

手术后饮食是否恰当关系到患者是否能够顺利恢复，手术后何时开始进食，采取何种饮食为宜，要根据患者具体情况而定。过早进食还有可能引起并发症，但进食过迟也是有害无益的。手术后进食时间根据恢复情况而定，可分为消化道手术和非消化道手术。宫颈癌属于非消化道手术，一般术后 24～48 小时禁食；第 1～2 日后肠道功能恢复，肛门排气后，可按医嘱开始进食。开始一般先进食流质或半流质饮食，后逐渐过渡到富于营养又易于消化的普通饮食。如有特殊情况（手术涉及胃肠道等），进食酌情推迟，具体按照医生的医嘱。

110. 宫颈癌患者术后许多天不能吃饭，会造成营养不良影响伤口愈合吗？

手术后一般伤口愈合拆线的时间是：头面部 4～5 天，腹胸背部 7～12 天，四肢 12～14 天，有人担心癌症患者许多天不能进食会影响伤口愈合，实际上影响伤口愈合的因素有很多，包括：①年龄（特别是老年人，愈合速度较慢）；②伤口存在感染或污染；③合并贫血（出血性及慢性）；④营养状况（营养不良或肥胖、缺乏维生素 A 或 C、微量元素锌、铁或铜）；⑤合并其他疾病（如肝硬化、血管性疾病、糖尿病、慢性肺病、尿毒症等）；⑥药物史（特别是类固醇药物和激素类药物）；⑦放疗、化疗史；⑧缝合方法、引流、异物等；⑨饮食调养情况（烟、酒、辛辣饮食）。

111. 宫颈癌患者术后下床时需要注意什么?

（1）应先在床缘坐几分钟，如果意识清醒，没有头晕等症状，再由家属或护士扶患者下床。注意：患者前几次下床时，一定要有家属或护士陪伴。

（2）放下床挡，妥善固定患者身上各种管路。

（3）保证床下及走廊宽敞净空，地面应干燥，防止滑倒、绊倒。

112. 什么是下肢静脉血栓?

血液在腿部静脉内不正常地凝结、阻塞管腔，导致静脉回流障碍，这就是下肢静脉血栓。由于宫颈癌手术时间长，术后患者需卧床，手术破坏了腹部一些血管，影响腿部静脉血回流心脏等，这些都是造成宫颈癌手术后容易发生下肢静脉血栓的原因。另外，还有一些原因容易导致下肢静脉血栓的形成，如恶性肿瘤、肥胖、血栓史、下肢静脉曲张、年龄、留置中心静脉导管等。

113. 下肢静脉血栓对患者有什么危害?

下肢静脉血栓如不及时治疗或治疗不当，可致患肢功能完全或部分丧失而致残；如果发生栓子脱离原发部位，则可引起急性肺栓塞（PE），危及生命。下肢静脉血栓应早预防、早发现、早治疗。

114. 什么方法可以预防下肢静脉血栓？

目前预防下肢静脉血栓的方法包括机械性预防和药物预防。机械性预防包括按摩下肢、弹力袜、间歇性压力泵等，主要通过促进下肢血液循环预防下肢静脉血栓；药物预防是指通过应用一些抗凝药物预防下肢静脉血栓，如注射低分子肝素。医护人员会根据患者发生静脉血栓的可能性来决定采取哪些方法。

115. 怎么正确有效地穿弹力袜呢？

弹力袜又称抗血栓梯度压力带，能有效预防术后下肢深静脉血栓。其原理是从脚踝往上到大腿根部，有逐级递减的压力，利于下肢血液回流。正确穿着和保养弹力袜，才能有效发挥其抗血栓的功效。

（1）护士可根据患者体型选择合适尺寸的袜子。弹力袜分两种长度，一种是腿长型，适合卧床的患者；一种是膝长型，适合能够下地活动的患者。手术后的患者，根据病情由腿长型逐渐过渡到膝长型。

（2）手术当天早晨，护士为患者穿好腿长型弹力袜，再送患者去手术室；或者手术后回病房，立即为患者穿上弹力袜。两者无差异。

（3）早上起床前，躺在床上穿袜子；如已起床，让患者重新卧床，抬高下肢10分钟，使静脉血排空再穿。保证穿好的弹力袜平整无皱褶。

（4）每天可以脱下弹力袜两次，建议早晚各一次，检查下肢皮肤情况。但每次脱袜时间不能超过30分钟，休息活动片刻后请再次穿上弹力袜。经常检查袜子有无皱褶、滑落，避免影响

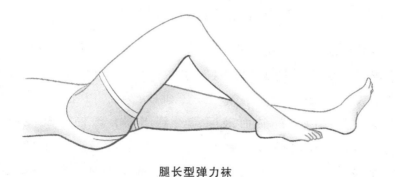

腿长型弹力袜

效果，甚至增加发生血栓的危险。

116. 出院后还需要继续穿弹力袜吗？

需要，一般需要穿到术后3个月。如果护士给患者发了腿长型和膝长型两双弹力袜，那么，当患者每日下床活动时间大于4小时，可由原来腿长型变为膝长型弹力袜。

117. 弹力袜如何保养？

弹力袜需保持清洁，应用温水、中性皂液手洗，不要用力过猛，避免损害特殊弹性纤维，请勿使用漂白剂、热水或洗衣机清洗、脱水，清洗后吊挂或平铺阴干，避免阳光曝晒损伤袜子。勤剪手脚指甲，在干燥的季节要预防脚后跟皮肤皲裂，特别注意在穿或脱弹力袜时，避免刮伤弹力袜。此外还要经常检查鞋内是否平整，防止杂物造成弹力袜不必要的磨损。

118. 下肢静脉血栓会有哪些表现？

一般可能出现的症状包括：①肿胀：发生血栓的一侧下肢可能会出现不同程度的水肿，有时水肿程度不严重，需要用卷尺测量才能发现；②疼痛或压痛：按压血栓部位时患者会感觉疼痛；③静脉曲张：由于静脉血液回流受到阻碍，致使出现浅静脉曲张，一般发生在血栓形成后 1~2 周。并非所有患者出现下肢静脉血栓都会有明显的、典型的症状。根据静脉血栓发生在腿部静脉不同的部位，患者出现的症状也有所不同。如出现以上症状建议患者就诊。

119. 手术后身上带了很多管子，应该注意什么？

宫颈癌术后患者身上会留有很多管子，家属要帮助看好这些管子，避免活动时不小心脱出。除输液管以外，其他主要是导尿管、引流管及镇痛泵。①宫颈癌手术范围较大，采用全身麻醉，术中及术后患者不能自排尿，为了导尿，术前就插导尿管。家属护理期间需要记录患者每日尿量；②另外，医生还会在患者体内放置引流管，一般 1~2 根，主要是为了引流术中渗血及术后渗出液。家属注意记录引流量；③术后有的患者带有镇痛泵，目的是预防手术切口疼痛。

120. 手术后身上带的管子什么时候能拔？为什么有的患者拔得早，有的患者拔得晚？

宫颈癌术后患者身上的管子拔除时间因人而异。①导尿管拔除时间主要是根据患者本身膀胱功能恢复情况。宫颈癌根治术范围较大，膀胱功能会受一定程度的影响，膀胱功能恢复快的患者，拔除导尿管时间早。大多数患者在术后 7～10 天膀胱功能恢复。少部分人拔除导尿管后往往因为不习惯而不能自主排尿或排尿不净，需要再重新插导尿管；②引流管拔除时间主要看引流量及引流液颜色，如引流量较前明显减少，就可以拔除；③每个人对疼痛的耐受程度不一样，拔除镇痛泵的时间就有早有晚。如疼痛缓解，镇痛泵最好尽早拔除，一般在 24 小时内拔除。

121. 宫颈癌术后有哪些并发症？如何预防？

宫颈癌手术为达到根治的目的，切除范围较大，不可避免会出现相关并发症，一旦出现并发症，患者、家属不要惊慌，与医生共同战胜困难。术后常见的并发症主要有：

（1）感染：宫颈癌根治术做盆腔**淋巴结清扫术**，术后出现淋巴囊肿很常见。且手术时切除子宫及一部分阴道，腹腔就与外界暂时相通，会造成感染机会。术后如果营养状况较差，就会引起淋巴囊肿合并感染、手术切口感染甚至全身感染，出现发热以及切口愈合不良。所以宫颈癌患者除注意手术前 3 天禁性生活、术前做阴道消毒、术后应用抗生素以外，术后注意饮食营养也很关键。

（2）相关损伤：子宫周围有膀胱、直肠、输尿管等重要脏器，有的宫颈癌患者如宫颈与膀胱、直肠、输尿管等粘连紧密，手术时有可能会出现膀胱、直肠及输尿管的损伤。但损伤有时是一个慢性过程，可能因缺血坏死出现膀胱阴道瘘、直肠阴道瘘及输尿管瘘等严重并发症。所以术后需要注意营养。及时纠正低蛋白血症、贫血等对患者安全恢复非常重要。

（3）出血：患者手术范围较大，有可能损伤大血管，术中医生会积极处理，术后引流液如鲜红色，且量较多，患者出现心慌、头晕、尿少的症状，要警惕术后出血的可能，及时通知医护人员。

（4）下肢深静脉血栓及肺栓塞形成：肺栓塞一般起源于下肢静脉栓塞。宫颈癌手术时间一般较长，如患者又合并高血脂、术后长时间不下地，下肢静脉回流就会缓慢，增加了下肢静脉血栓发生的风险。一旦下肢静脉血栓形成，需警惕肺栓塞的发生。患者往往以下肢肿胀为主。肺栓塞可有胸闷、憋气等症状。所以高血脂患者术前注意口服降血脂药物；围术期穿弹力袜；术后尽早下地适度活动；一旦出现上述症状，及时通知管床医生。

（5）手术切口愈合不良：对于肥胖患者，术后如果营养状况差，手术切口有可能出现脂肪液化或愈合不良。对于糖尿病患者，如果血糖控制不理想，也会影响手术切口愈合。预防方法：术后注意营养饮食；糖尿病患者在医生指导下继续降血糖治疗；术后如有咳嗽、咳痰，注意保护伤口。

（6）膀胱功能恢复缓慢：宫颈癌根治性手术切除范围较大，不可避免损伤一些支配排尿的神经，表现为患者术后不能自行排尿。所以术后会持续导尿7~10天。但是拔除导尿管后一部分人仍有可能不能自行排尿。患者需了解膀胱功能恢复可能还需一段时间。需注意渐进性适量饮水，避免精神紧张、焦虑，可温水盆浴刺激排尿。

122. 为什么会出现手术后并发症，出现术后并发症怎么办？

虽然外科技术已日臻完善，大多数患者手术后都可顺利康复，但仍有少数患者可发生各种不同的并发症。从总体上可将术后并发症分为两大类：一类为一般并发症，即各专科手术后共同的并发症，如切口感染、出血和下肢静脉血栓等；另一类为特定手术的特殊并发症，如胃切除后的倾倒综合征、肺叶切除术后的支气管胸膜瘘及妇科子宫颈癌根治术后的输尿管阴道瘘等。

并发症是指某一种疾病在发生发展过程、治疗和护理过程中，发生了与这种疾病有关的另一种或几种疾病。《医疗事故处理办法》中规定的"难以避免的并发症"，是指诊疗护理过程中，由于一种疾病合并发生另一种疾病，而后一种疾病的发生是医务人员难以预料和防范的。这说明，一种疾病并发另一种疾病所导致的不良后果，并非由于医务人员的诊疗护理过失所致，因此不属于医疗事故。目前，我国法律对医疗损害的归责采用过错责任原则，即医疗机构及其医务人员只有在对医疗损害的发生存在医疗过错的情况下才承担民事责任，无过错即无责任。因此，出现并发症后家属应注意以下几点：

（1）手术前对手术知情同意书要充分了解，医生对术后并发症会详细告知患者和家属。

（2）向医生了解并发症的严重程度，做好物质上、心理上等各个方面的准备，出现并发症时不会太意外和突然。

（3）相信医生，出现并发症后医生在积极处理过程中，需要患者、家属的共同协助。

（4）稳定情绪，不要产生埋怨的情绪，因为并发症的处理和治愈仍然需要医护人员的努力，如果需要请外院会诊应积极配合。

123. 手术后阴道出血、流水是怎么回事？

宫颈癌手术切除子宫后，缝合阴道一般采用可吸收线。在缝线吸收的过程中，会出现少量粉红色阴道分泌物。另外，缝合阴道残端时一般留有引流口，该口位于盆腔最低处，盆腔内积液就会由此口流出。所以，如果宫颈癌术后阴道少量淡粉色分泌物，可不必担心。但如果颜色鲜红且量较多，或有血块，出现心慌、头晕等症状，要高度警惕出血的可能。另外，对于阴道流水，最常见的是淋巴液由引流口流出。但是如果出现大量流液伴尿量减少，要警惕发生输尿管瘘，尿液经阴道漏出的可能性。

124. 手术后为什么会出现外阴及大腿肿胀？

宫颈癌根治性手术需要做双侧**淋巴结清扫术**。就像下肢血液由下向上回流至心脏一样，下肢及外阴的淋巴液也需要由下向上回流至乳糜池。盆腔淋巴结是下肢及外阴的淋巴液回流的必经路线。盆腔淋巴结切除后，下肢淋巴液及外阴淋巴液回流就受到影响。在淋巴回路建立之前，有可能出现外阴及大腿肿胀。所以术后要营养饮食，促进淋巴回路重建。可将患肢抬高；对于外阴肿胀，可采用大黄、芒硝湿敷或硫酸镁湿敷减轻肿胀。

125. 手术后为什么会感觉大腿根麻木？

大腿根的感觉主要是由生殖股神经支配的。由于生殖股神经位于腰大肌表面，有时与髂血管周围淋巴结紧密粘连在一起，无法分离。宫颈癌手术在做髂血管周围淋巴结清扫时，可能会刺激生殖股神经，引起术后大腿根麻木感。但问题不大，不会影响下肢的运动。且麻木感在一段时间神经代偿性生长后可恢复至正常。

126. 为什么拔除导尿管后不能排尿？该怎么办？

绝大多数患者拔除导尿管后可自行排尿，但也有少数患者拔除导尿管后不能自行排尿，引起这种现象的原因有患者不习惯床上排尿、留置导尿管导致尿道黏膜炎性水肿、长期留置导尿管致使膀胱敏感度降低等原因，通常都是暂时性的。患者首先要放松精神，不要太急躁，也可以由家属搀扶下床试试，或用热毛巾热敷或按摩下腹部，或有尿意时听流水声。如果是长期留置导尿管的患者，在拔除导尿管前先进行膀胱训练，间断夹闭导尿管（每次夹半小时至三小时）至患者感觉想要排尿再放开，如此锻炼 1~2 天后再拔除导尿管。如果上述方法都不奏效，可以考虑重新留置导尿管，必要时做膀胱造瘘术，待排尿功能完全恢复后再拔除导尿管。

127. 带导尿管出院需注意什么？

患者术后需要带导尿管出院，自行护理时要注意：

（1）导尿管留置时，为避免感染及尿管阻塞，务必充分摄取水分，每日至少 2000 毫升，以增加排尿量；每日尿量至少维持在 1500 毫升，以稀释尿液及产生自然冲洗力。

（2）集尿袋引流位置须在患者尿道口以下位置，以充分引流尿液，同时避免尿液逆流造成的尿路感染，但勿放置于地上，可用别针固定于裤腿、膝盖附近位置。

（3）导尿管与集尿袋接头应保持密闭，以防被污染。

（4）每日消毒会阴部、尿道口，排便后需注意清洁。

（5）导尿管和集尿袋管子不可扭曲或受压，以防阻塞，穿宽松透气的内衣，且不可拉扯，以防出血。

（6）尿量超过集尿袋一半时需要倒尿，并随时观察尿液颜色、量、浑浊度。

（7）如发现尿道口有发红、肿痛、分泌物增加等症状，及时到医院就诊。

（8）集尿袋与导尿管的更换，需遵循医护人员指导。

128. 手术切口几天愈合？需要怎么护理？

腹部手术切口一般6~7天愈合。术后咳嗽、腹胀等都对手术切口愈合不利，且年老、贫血、低蛋白及合并糖尿病的患者手术切口愈合时间长一些。所以术后饮食需要注意营养，糖尿病患者需要注意调节血糖。术后将腹带打紧，且患者咳嗽、咳痰时，家属用双手用力从两侧向中间挤伤口，减轻腹部张力。医生会定期换药。术后7天手术切口拆线愈合后，因为伤口仍比较脆弱，还需要继续敷料覆盖，腹带打紧，直至手术切口完全愈合。

129. 手术后多长时间可以洗澡？

首先要看伤口愈合情况，一般愈合良好，无红肿、疼痛、化脓等，拆线3~7天左右就可以洗澡了。洗澡时需注意水温适宜，不要用力揉搓伤口，伤口局部也不应浸泡时间过长，毕竟局部刚愈合伤口皮肤较薄，且长时间浸水容易引发感染，一般主张采用淋浴的方式，避免盆洗或泡澡。其次，要看患者身体恢复情况，毕竟洗澡需要患者能基本自理，体质弱的患者洗澡时需有人陪伴，且时间不宜过长。

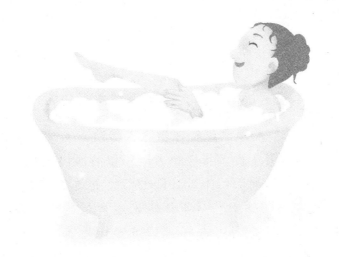

130. 宫颈癌手术后一般需要住院几天才能出院？

手术后患者恢复比较顺利，如果没有出现相关并发症，可于术后1周左右出院。但如果术后出现并发症，出院时间就无法估计。如术后出现感染需要积极控制感染；如手术切口愈合不良，需要继续换药等。选择腹腔镜手术的患者，出现上述并发症的机率可能相对少一些，多数情况下会比剖腹手术患者提前出院。

131. 宫颈癌根治性手术以后还要放、化疗吗？

宫颈癌手术中切除的所有器官、组织都需要进行病理检查，通过病理检查可以彻底了解患者病情。如病理检查发现存在脉管瘤栓、深间质浸润、低分化、淋巴结转移等危险因素时，仅仅手术治疗是不够的，往往术后需要辅助治疗以巩固疗效。宫颈癌术后辅助治疗主要是放疗，一般需要同时化疗，增加患者对放疗的敏感性。对于一些病情特殊的患者，术后有可能需要数个疗程的化疗。

132. 年轻宫颈癌患者能不能保留生育功能？

目前 10%～15%宫颈癌患者在生育年龄阶段被诊断，其中包括一些未生育的患者。很多年轻患者既想根治性切除病变组织又想保留生育功能。目前保留生育功能的治疗主要有：宫颈锥形切除术及根治性宫颈切除术。对于年轻未生育过的宫颈原位癌或 Ia_1 期早期浸润癌的患者可选择宫颈锥形切除术。对于宫颈癌 Ib_1 期以前，宫颈肿瘤较小、无盆腔淋巴结转移的年轻患者可行根治性宫颈切除手术。该手术包括广泛性宫颈、宫颈旁及阴道旁组织、部分阴道切除，并行盆腔淋巴结清扫。因为未切除子宫体，生育功能得以保留，但实现生育难度较大，多需人工辅助生育。对于宫颈局部肿瘤较大，存在淋巴结转移的患者需行宫颈癌根治术，需要切除子宫，不能保留生育功能。对于中、晚期宫颈癌采用放疗的患者，因为卵巢位于放疗野内，产生不可逆的损伤，无法保留生育功能。

133. 宫颈癌术后复查一直有淋巴囊肿，要不要紧？

做盆腔淋巴结清扫手术后，淋巴液在盆底积存，出现淋巴囊肿是很常见的。小的淋巴囊肿一般不会出现症状，可不予处理。但是如果淋巴囊肿长时间内不被吸收，且较前增大，并出现压迫症状，或反复出现淋巴囊肿合并感染，就需要行 B 超引导下淋巴囊肿穿刺引流。但是如果淋巴囊肿内有分隔，引流不畅时，就需考虑剖腹行淋巴囊肿切开引流。

（二）放射治疗

134. 什么是放射治疗？

简单来说，放射治疗简称放疗，就是利用放射线能杀死肿瘤细胞的基本原理来治疗肿瘤。目前，用来治疗肿瘤的放射线主要有高能量的 X 射线、高能量的电子射线（β 射线）以及最常用来做近距离治疗的伽马射线（γ 射线）。这些射线进入肿瘤内，通过损伤肿瘤细胞核内的 DNA，导致肿瘤细胞死亡，从而达到治疗肿瘤的目的。

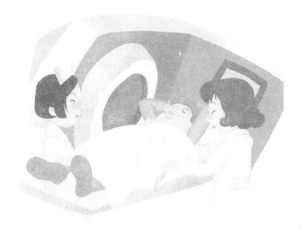

135. 放疗和核辐射有关系吗？

生活中经常听到核辐射这个词，比较熟悉的有第二次世界大战期间在日本广岛和长崎爆炸的原子弹造成的核辐射，2011 年发生在日本福岛核电站泄漏产生的核辐射，以及前苏联切尔诺贝利核电站爆炸事件导致的核辐射。这些核辐射事件导致了很多人死亡，存活者中许多人后来患了肿瘤，并造成了严重的环境污染。这些事件都令人心生恐惧，以至于有些人谈"核"色变。

放疗的射线和核辐射完全是两码事，首先它的辐射源与核电站或原子弹不一样；其次，医疗上的放射线和放射源都是可控的，储存、应用都有严格的管理制度保证安全，不会对患者、操作人员以及公众产生类似核辐射的危险。此外，目前大多数肿瘤治疗中心应用的放疗外照射机器都是直线加速器，只有在接通电源的情况下才产生射线，而且这些射线受到非常好的控制，操作人员、公众都是非常安全的。当然，在需要接触这些射线时，操作人员会告诉患者防护方面的知识。所以，大可不必在医生告知需要进行放疗时感到紧张和害怕。

136. 放疗可取代手术治疗吗？

放疗和手术同属局部治疗方法，也是治疗局限性肿瘤最有效的手段。但由于肿瘤的病因极其复杂，每种肿瘤的生物学特点也不尽相同，各种治疗方法的疗效也有差别，有些肿瘤应以外科手术治疗为主，有些肿瘤应以放疗为主，有些肿瘤则需以化疗为主。每位患者在被确诊时肿瘤的病理类型、分化程度千差万别，肿瘤的早、中、晚期也各不相同，所以，在决定治疗方案时需要综合考虑每位肿瘤患者的特点，分别采取不同的治疗方法，以求达到最佳的疗效。此外，患者的全身状况、求治意愿等对治疗方案的选择也有重要作用。因此，从整体上来讲，放疗取代手术的说法并不恰当。

放疗是目前治疗肿瘤的三大手段之一，单纯放疗能够治愈或者首选放疗的肿瘤有鼻咽癌、早期头颈部肿瘤、早期前列腺癌等。放疗更是宫颈癌极为重要的治疗手段。对于早期宫颈癌，如患者自身条件不能耐受根治性手术，放疗可以取代手术，取得根治性疗效；对于无法手术的中晚期宫颈癌患者，放疗则是主要的治疗手段。

137. 为什么中、晚期宫颈癌不能手术，需要选择放疗？

宫颈癌以鳞状细胞癌多见，很多研究表明放疗对这种肿瘤很有效的。所以实际上宫颈癌无论期别早晚都是可以选择放疗的。手术是一种局部治疗，宫颈癌早期还可以选择做手术，手术和放疗都能取得较好的结果，可根据患者个体情况选择。到了中晚期，由于局部肿瘤大，且伴有肿瘤向周围的浸润性生长，做手术往往不能彻底切除肿瘤，残存的肿瘤必然会继续扩散。另外，手术切除子宫后无法进行足够剂量的近距离放疗，导致治疗失败，还不如一开始就进行正规的放疗，给予根治性的剂量，相当的患者可达到治愈效果，且放疗后无需再行手术。如对中晚期宫颈癌实施手术，手术范围是相当大的，往往会损伤到盆、腹腔内多个器官，术中、术后风险非常高，可能严重影响患者的生活质量，甚至危及生命。因此，对中晚期宫颈癌患者实施手术，不是合理治疗。

138. 宫颈癌放疗效果如何？

近年来放疗技术发展较快，适用范围广泛，疗效较好。虽然放疗对晚期宫颈癌治愈率还有待提高，但对不能根治的病例仍可达到减轻痛苦、延长寿命的目的。放疗可用于各期宫颈癌，可以配合手术前后治疗，晚期患者也可进行姑息性治疗。目前，宫颈癌的放疗方面已经积累了丰富的临床经验。同时由于新技术的应用，宫颈癌放疗效果良好。同时，患者的癌症期别、病理类型、身体的一般情况以及存在的个体差异，都会直接影响到放疗的效果。一般来讲，期别越早，身体状况越好，能够及时完成整个治疗疗程的患者，其治疗效果越好。放疗的五年生存率为：Ⅰ期88.2%，Ⅱ期68.2%，Ⅲ期52%，Ⅳ期19%，总的五年生存率达到62.6%，意味着一半以上的患者可治愈。随着放疗技术的不断提高，宫颈癌放疗效果还会有所提高。

139. 不同病理类型宫颈癌放疗效果都一样吗？

仅仅考虑病理类型的话，已有大量医学研究表明不同病理类型的宫颈癌患者疗效不同。简单来讲，大多数（超过80%）宫颈鳞癌对放射线的反应更为敏感，癌细胞更容易被消灭。而其他相对少见的宫颈癌病理类型，如腺癌（特别是黏液腺癌）对放射线敏感性较差。与鳞癌相比，在给予相同放疗剂量后，腺癌患者肿瘤的消退不如鳞癌明显，意味着同样临床期别的宫颈腺癌的放疗效果要比鳞癌差。但实际上，除了病理类型，患者的癌症期别、身体的一般情况以及存在个体差异，都会直接影响到放疗的效果，对于患者的治疗效果要综合评估。

140. 放疗后的宫颈癌患者还需要手术吗？

早期宫颈癌如果局部肿瘤较大，医生可能建议进行局部放疗（多用近距离放疗）和（或）化疗使肿瘤缩小后再进行根治性手术。对于初次治疗的中、晚期宫颈癌患者如果接受根治性放疗（体外放疗联合近距离放疗），放疗后在没有肿瘤残存的情况下一般不需要再接受手术，定期**随访**就可以了。但如果放疗效果不佳，治疗后仍有肿瘤残存，或以后局部孤立复发，可以考虑进行手术切除。但由于放疗后组织水肿、纤维化，分离、止血非常困难，大大增加了手术难度和风险并发症的发生，患者术后恢复时间较长，一些严重的手术并发症如感染、组织器官的损伤（如肠瘘、膀胱瘘）、大出血等发生率高，术后可能需要长期对症支持治疗。其中一部分患者，手术需同时切除膀胱、直肠等盆腔脏器，术后生活质量低，花费也相当大。

141. 中、晚期宫颈癌患者能耐受放疗吗？

一般来讲，除了以下情况都可以耐受放疗：①严重消瘦或已出现明显恶病质者，即癌症消耗身体达到很严重的情况，无法支持基本的生理活动，如进食、下床等；②严重感染者，即伴有急性感染或有脓毒血症者；③白细胞计数小于 3×10^9/升，血小板计数小于 70×10^9/升者，骨髓功能达不到放疗条件；④已有全身性广泛转移者，放疗为相对**禁忌证**；⑤严重心、肝、肾等疾病、相应器官功能无法代偿的患者；⑥特殊人群，考虑放疗导致重要功能的丧失或损伤，如孕妇和儿童。还有一种情况，因为以前曾患其他的恶性肿瘤如子宫内膜癌、膀胱癌等，盆腔接受过放疗的患者，再次放疗前应告知医生，充分考虑到盆腔重要器官对放疗的耐受性，慎重选择治疗方式。

142. 宫颈癌放疗时有其他合并症怎么办？

有些宫颈癌患者同时合并一种或多种其他疾病，如高血压、糖尿病、心脏病、关节炎等。这时需要对其他合并疾病进行专科的评估，如果合并疾病比较严重，则为放疗的**禁忌证**，这时对放疗的选择要酌情。如合并一些急性疾病，如活动性结核、感染、初次发现的梅毒等，或慢性疾病的急症阶段如冠心病突发心肌梗死、高血压出现脑血栓，应先到相应专科进行及时治疗，待急症得以控制、一般情况可以耐受时再适时酌情开始放疗。如为慢性疾病稳定阶段，相关治疗可与宫颈癌放疗一起进行。治疗前和治疗中与放疗医生做充分的沟通，充分考虑到肿瘤的情况及患者的一般情况，慎重选择并调整治疗方案。

143. 宫颈癌患者放疗前需要做哪些检查？为什么？

首先应行妇科检查来确定诊断及具体的临床期别，对于宫颈癌来说，妇科检查尤为重要，根据妇科检查的情况初步判断临床分期、排除手术可能。另外，无论临床检查局部癌瘤明显与否，均应取宫颈活体组织行病理学检查。以病理结果为最终确诊，并且根据癌细胞类型和临床期别制订相应的放疗方案，如宫颈腺癌和鳞状细胞癌的放疗计划就略有不同。影像学检查也很有必要，MRI 或 CT 可以了解腹盆腔内脏器侵犯、淋巴结转移的范围，对于制订治疗方案有重要意义。必要时可做 PET-CT 检查，明确其他部位是否有转移可能。常规的血液检查是必需的，血常规检查发现贫血严重者，纠正贫血后再放疗；肝肾功能检查后发现严重异常，应先对症治疗，稳定后再治疗肿瘤，以保证治疗的安全性。另外因宫颈癌可能压迫下段输尿管，可造成肾排泄功能不同程度下降，所以必要时需做放射性核素肾图分析等。还需做心电图检查，评估心功能。治疗前胸部 X 线片可疑异常者，需做胸部 CT 进一步检查。如患者本身就有高血压、糖尿病、心脏病或一些其他疾病，抗肿瘤治疗前要经过相应专科会诊和评估，给予专业的治疗意见，并在放疗中严密随诊，以防治疗中这些疾病加重或急症出现，不仅会影响放疗进行，甚至危及生命。

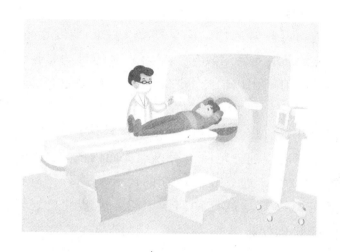

144. 宫颈癌放疗前需要做哪些准备？

首先，为了明确宫颈癌的诊断及分期，需要进行一系列必要的检查，待检查结果完善，根据具体病情，医生会与患者和家属进行沟通，告知病情，并给出相应的治疗方案，以及治疗的具体细节、相关的风险、并发症及注意事项。患者与家属如对治疗有任何的问题都应该与医生进行充分的交流，以充分了解治疗相关的情况，进一步做出是否接受治疗的决定。宫颈癌放疗按疗程进行，通常需要约2个月，在治疗中如非特殊情况尽量不要中断，以免影响疗效。在治疗前应安排好自己的生活和工作，以便之后有连贯的整段时间进行治疗和休息。家属应尽量体谅安慰及鼓励患者，在治疗中及治疗前后为患者提供一个温馨、安定的环境。

145. 宫颈癌放疗怎么实施?

宫颈癌放疗包括外照射及近距离放疗（腔内照射）两部分，各期宫颈癌均可放射治疗，但早期如Ⅰ~Ⅱa期以手术治疗为主。Ⅱb期及以上原则上采用放疗。腔内放射的目的是控制宫颈局部癌灶，体外放射则用以治疗盆腔淋巴引流区及宫颈旁组织等处的病灶。一般治疗先进行体外放疗，体外放疗前进行放疗计划制订，制订后开始放疗，每日1次，周六日休息，25~30次不等。等到体外放疗进行到一定阶段后再加上腔内放疗，腔内放疗一般每周进行1~2次，进行腔内放疗的当天不进行体外放疗。总的放疗时间在6~7周。放疗期间同时给予同步化疗，常用以铂类为基础的静脉化疗，医生会为患者制订具体的方案和调整药物剂量。

146. 体外放疗宫颈癌都照射哪些部位?

宫颈癌放疗主要包括腔内照射和体外照射两部分。腔内照射的范围仅局限于肿瘤的原发部位，如宫颈、阴道、宫体及宫颈旁三角区，此时膀胱和直肠也会受到不同程度的照射。体外照射的范围，除了上述区域，还包括可能发生转移的子宫旁、宫颈旁及阴道旁组织，盆壁组织及盆腔区域淋巴结区。一般上界可达到3~4腰椎之间，下界近闭孔下缘即大腿根部。有些患者合并较高位置的腹膜后淋巴结或较低位置的腹股沟淋巴结转移，体外照射的上界还要更高或下界更低，以上区域内盆、腹腔内的一些器官组织，如小肠、结肠、骨盆、膀胱、直肠、肾脏、脊髓及放疗野内的皮肤都会受到不同程度照射。

147. 体外放疗宫颈癌目前常用的放疗技术有哪些？

一个世纪以来，体外照射治疗机经历从常规 X 线治疗机、^{60}钴治疗机到目前多种加速器的应用的不同阶段。射线能量的不断改变，增加了深部剂量，减少了皮肤剂量，提高了疗效，减少了不良反应。从临床技术上，除简单骨性标志射野下的垂直照射外，亦出现 CT/PET-CT 定位下的等中心、旋转等技术。而且随着计算机技术和影像学技术的发展，近年出现了立体定向放疗、三维适形照射、调强治疗等新技术。这些新技术目前已广泛用于肿瘤的体外放疗，其优势表现在尽可能提高肿瘤区域剂量的同时降低正常组织的受照。目前在中国医科院肿瘤医院妇瘤科，宫颈癌体外放疗主要采用 6MV-X 线直线加速器，有常规 X 光模拟机定位或 CT 模拟机定位中心照射及三维适形调强放疗等多种照射技术。通常主治医生会向患者介绍各种治疗技术的**适应证**及优缺点，同时根据患者的病情提出适合患者自身条件的治疗建议。

148. 什么是三维适形体外放疗技术？

CT 模拟机以及相应的计算机技术的问世开创了三维适形放疗技术。所谓三维，就是通过 CT 模拟机扫描所需要治疗的部位，将获得的 CT 图像传输到治疗计划系统，在治疗计划系统中的 CT 图像上，将肿瘤和需要保护的正常组织一层一层地勾画出来，这一过程通常被称作画靶区。对宫颈癌来说，需要勾画的层面有几十层，每一层上又有好多种不同的结构需要勾画，需要医生花大量的时间才能完成。完成靶区勾画后，需要物理师重建图像，也就是利用计算机技术，把需要治疗的部位建成一个虚拟的人体图像，在这个图像上，可以从各个方向上观察肿瘤与正常组织的关系，有了空间的概念，所以称其为三维放疗技术。同时需要比二维放射治疗技术先进的加速器，满足"适形"工作的需要，这种加速器控制 X 射线的设备由铅门准直器变成了多叶光栅，也就是说，加速器产生的射野形状由原来的只能是长方形或正方形变成了不规则形状了，这样就可以在三维方向上与肿瘤（照射范围）的不规则性形状相匹配了，再通过计算机计划系统算出各个**照射野**需要的照射时间和照射剂量。因此，这种技术被称为三维适形放疗技术。由此看出，三维适形技术比二维技术复杂、先进，其对定位设备、加速器、放疗从业人员、治疗计划系统的要求大大提高。同时三维放疗技术由于适形度增加，使肿瘤能够获得所需的控制剂量，治疗肿瘤的疗效得以提高，对正常组织的保护也优于常规放疗技术。

与常规放疗技术相比，三维适形放疗技术是放疗的一大进步，但仍有一些缺陷。主要体现在：①通常把需要照射的范围划分为三个区域：肿瘤区域、肿瘤周围邻近区域和可能出现转移的区域。对这三个区域而言，需要照射的剂量是不一样的，需要分多个阶段来完成，而后一个阶段均会对前一个阶段产生影响，这种影响对肿瘤治疗和正常组织保护都是存在的；②三维放疗技术的**照射野**（放射线照射范围）方向的确定，只能由物理师和医生根据肿瘤和正常组织的相对关系以及治疗经验来确定。

149. 什么是调强体外放疗技术？

近些年新开发的调强放疗技术能够解决这两个主要问题。调强放疗需要高级计算机控制加速器的多叶光栅中的每一个叶片，在治疗过程中，这些多叶光栅的叶片可以独立运动，在一次治疗完成之后，可以同时给予不同区域所需的不同剂量，这就是剂量强度调节（调强），适形在这个技术中是基本条件。有了能够做调强适形放疗的加速器，还需要解决**照射野**方向的问题，这需要功能强大的计算机计划系统，从各个方向上进行计算，从中挑出最好的**照射野**方向，这叫逆向调强放疗计划，也就是说，先确定肿瘤治疗的剂量，让计算机帮助选择治疗的最佳**照射野**的方向以及各个方向上最佳的剂量。由此可以看出，调强放疗技术比三维适形放疗技术要求更高，肿瘤所接受的照射剂量分布更加适形，更容易得到足够的控制剂量，同时对正常组织保护也更好，患者获益也更多。

150. 调强放疗有哪些优势？

调强放疗的好处体现在两个方面：①使得肿瘤受到的照射剂量能够尽可能满足控制肿瘤的要求；②能够降低对正常组织的照射剂量，正常组织损伤减轻，有利于提高患者生活质量。不同的肿瘤从调强放疗中获益的程度并不相同，以上两方面的权重也不一样，有时候会考虑让肿瘤接受的放射剂量多一些，有时候会考虑降低接受的放射剂量保护正常组织的价值更为重要一些，医生们会从患者的需求及肿瘤的具体状况出发综合考虑，目的是使患者得到最好的疗效和最小的正常组织损伤。

151. 什么是放疗的靶区勾画？

调强放疗的靶区勾画是确定哪里是肿瘤、哪里是肿瘤比较容易侵犯的部位、哪里是可能侵犯和转移的部位、哪些组织和结构是必须和重点保护的、哪些组织是需要尽可能保护的、哪些组织因为肿瘤必须和可能要损伤的一个临床思考和决定过程。这个过程最能体现医生的水平和临床经验，是决定治疗成败的关键，所以医生通常会在这个环节花费很多的精力和时间，反复比对 CT、MRI、内镜检查和临床查体的情况，在 CT 定位图像上仔细斟酌，确保不遗漏肿瘤和尽可能保护正常的组织。

152. 放疗为什么要做计划设计？

放疗计划就是物理师设定如何利用射线满足医生规定的靶区和正常组织所接受的剂量要求的过程。这个过程是必需的，是放射治疗过程中一个关键环节。放疗计划尤其是调强放疗计划的设计是一个非常复杂的过程。需要有非常丰富经验的从业人员和先进的计算机计划系统。现在的计划系统大多是逆向设计计划，在强大的计算机系统的辅助下，制定出最优的计划。最大限度地满足肿瘤剂量要求和对正常组织的保护。

153. 调强体外放疗为什么准备时间较长？

调强放疗技术先进，但也非常复杂，对设备、医生和医学物理师都有很高的要求。调强放疗是非常精确的治疗，也就是说，哪里有肿瘤就需要照射到那里。因此，医生要花大量的时间和精力搞清楚哪里有肿瘤，这需要高超的技术和丰富的知识，医生需要花时间对患者的病变部位 CT 和（或）MRI 图像进行仔细地阅读、测量，看看肿瘤生长在哪个部位，破坏了哪些结构和组织。在明确了肿瘤的范围和淋巴结转移的状态后，医生要确定哪些地方需要照射和保护，这就是通常说的画靶区的工作，这个工作也是一个费时、费力的工作。医生需要在患者定位 CT 图像上画靶区，并在每一层上把需要照射的肿瘤组织，需要保护的正常组织都勾画出来，在一个层面上有时需要画十几种结构，这也需要大量的时间。在靶区勾画完成后，还需要物理师根据医生的要求设计出照射方案，也就是通常所说的放疗计划，这个过程中需要处理的参数有上万个，目前非常先进的计算机计算一遍也需要几十分钟的时间，而一个计划通常需要计算很多遍。物理师通常会对同一个患者做 10 个以上的计划，从中挑选出最好、最满意的计划供医生评价和挑选。在最好的计划被物理师和医生选中后，治疗前还需要在假人身上先检验一遍，进行剂量检查，看看是否真的如计划显示的一样完美，这个过程叫计划验证。只有通过了验证的计划才能用于给患者实施治疗。

由此可以看出，调强放疗技术的先进性和复杂性，就不难理解需要等待的时间较长了。只有把靶区画准确了、计划做好了，才能收到最佳的效果。中国有句古话"磨刀不误砍柴工"就很形象地说明了这种等待是非常必要的。

154. 怎样对宫颈癌患者进行腔内放疗？

对于妇科肿瘤，特别是宫颈癌来讲，腔内放疗是主要的放疗手段之一。体外放疗进行到一定阶段后再进行腔内放疗，腔内放疗一般每周进行 1~2 次，进行腔内放疗的当天不进行体外放疗。具体治疗时患者先进入腔内操作手术室，采取妇科检查时的姿势，必要时需要给予镇定药物或麻醉。消毒后由医生将放疗施源器置入宫腔或阴道内，固定施源器后，运送患者进入治疗室，等待医生和物理师进行本次治疗计划的制定，对于图像引导的三维近距离放疗，放疗计划制订过程时间相对较长，计划通过确认后准备开始治疗。医务人员先将患者的施源器与机器连接。应用遥控后装技术操纵放射源进入患者体内停留短暂时间，利用放射线直接照射杀灭肿瘤细胞，再取出施源器完成治疗。根据总的放疗方案和肿瘤消退的程度决定需要总共进行多少次腔内放疗。目前国内大部分医院采用的都是高剂量率腔内放疗，每次治疗的时间20分钟到几个小时不等。近距离腔内放疗相关的并发症包括宫腔感染、积脓、子宫穿孔、阴道撕裂出血，插植引起出血、感染及邻近器官损伤。

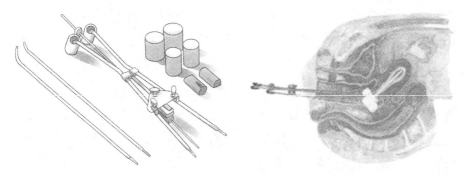

腔内放射治疗器械

155. 腔内放疗患者会不会感觉很不舒服？

腔内放疗大多采用后装放射治疗技术和高活度的放射源，治疗时间较短，所以患者一般不会感到太大的不适。

156. 宫颈癌的放疗需要做多长时间？

宫颈癌的根治性放疗包括外照射及近距离放疗（腔内照射）两部分。一般治疗先进行体外放疗，体外放疗前进行放疗计划制订，制订好后开始放疗，每日1次，周六日休息，25～30次不等。等到体外放疗进行到一定阶段后再加上腔内放疗，腔内放疗一般每周进行 1~2 次，进行腔内放疗的当天不进行体外放疗。如治疗无中断，总的放疗时间在 6~7 周。放疗期间同时给予同步化疗，常用以铂类为基础的静脉化疗，医生会为患者制订具体的方案和调整药物剂量。加上放疗计划制订等准备阶段的时间，总的时间大概要 2 个月。如为宫颈癌术后辅助放疗，治疗时间取决于治疗方式（体外、腔内或联合）以及剂量方案，如治疗无中断，大概在 1 个半月之内完成。

157. 放疗期间如果机器坏了，放疗中断会影响疗效吗?

肿瘤放疗的时间安排是周一到周五连续治疗 5 次，周六、周日休息，这是有计划的安排。这样的安排有几个好处，第一，肿瘤组织受到连续 5 次的放射治疗后，能够累积足够的杀伤作用；第二，休息两天，正常组织的损伤得以修复，正常组织的修复能力和恢复速度比肿瘤组织要强和快，休息两天再开始新的一轮治疗；第三，在休息的两天内，治疗的机器得到很好的检修，保证良好的性能。

治疗中要尽可能避免中断，要避免一切不是计划需要的治疗中断。为什么呢？主要是非计划的中断治疗，会导致总的治疗时间的延长，这种治疗时间的延长会导致肿瘤局部控制率的下降。肿瘤有这样的特性：在肿瘤细胞被杀死到一定程度时，肿瘤细胞会出现比原来生长速度更快，医学上叫肿瘤细胞的加速再群体化，以前叫加速再增殖，从字面上就能理解成肿瘤细胞生长更快了。这个时间点大多在放疗开始后的第 21 天以后，而这个时间也是患者出现食欲减退、恶心、呕吐、乏力、腹泻等近期放疗不良反应的时候，有的患者希望能够停一停放疗，待症状减轻点再治疗，但来自医生的建议是，不要中断放疗，在积极处理这些不良反应的同时，坚持按计划完成放疗，以保证疗效。

加速器有出现故障的时候，特别是夏天，加速器故障率会增加；有时候会赶上国庆、春节等长假，这些都有可能导致治疗的中断。为了避免这些情况医院可以采取机器小故障当时修、中等故障不过夜、大故障周末和节假日加班等办法，将对患者治疗中断的影响降到最低，确保治疗质量。

158. 宫颈癌放疗期间为何需要患者将身上标记线保持清晰？线不清楚了怎么办？

宫颈癌患者在体外放疗期间，医生会在其体表做一些水平或竖直或十字交叉的标记线。在治疗中起到固定患者体位不变的作用，这样在体外放疗中才能精确定位每一次治疗的范围与计划**照射野**符合。标记线一般位于下腹正中和身体两侧。故体外放疗期间，保持标记线清晰至关重要，定期找医生确认。如果不小心标记线不清楚了，不可自己擅自改动标记的位置，应该立即联系主治医生，医生会再次在模拟机上定位画线才准确。

159. 宫颈癌患者放疗期间需要做化疗吗？

宫颈癌同步放、化疗是指放疗与化学药物治疗（化疗）相结合的方式，以放疗为主，化疗为辅。自 21 世纪初，国内外学者的大量研究发现小剂量化疗药物可提高放疗敏感性，从而提出同步放、化疗这一概念。同步放、化疗是在不间断放疗的同时进行化疗，在众多改善宫颈癌治疗效果的方法中，同步放、化疗是目前临床主要采用的方式。目前常用以铂类为基础的静脉化疗，另外随着研究的进行，发现了越来越多的可能有效药物，如紫杉醇、奈达铂等。临床实际中，医生会根据目前的治疗标准和患者的身体情况为患者制订具体的方案和调整药物剂量。但是无论是放疗还是化疗，都有相应的不良反应。但大量研究表明，尽管宫颈癌放疗同时增加化疗，在一定程度上增加了不良反应的机率与程度，但多数患者仍可以耐受。

160. 宫颈癌手术后为什么还要放、化疗？放疗和化疗可以同时进行吗？

手术是治疗早期宫颈癌的主要方法之一，对早期宫颈癌患者只要身体状况能够耐受均选择手术治疗。但对于切除的标本发现存在一些**预后**危险因素的患者，将来肿瘤复发和转移的风险较高，单纯手术治疗并不能完全杀灭所有肿瘤细胞，想要提高治疗效果，必须采用综合治疗。术后补充体外照射和（或）腔内后装治疗和（或）联合同步化疗，目的是继续消除残存病灶，控制病情发展，提高治疗效果。根据手术的病理检查结果，术后需补充同步放、化疗者适用于：①盆腔淋巴结转移；②宫旁组织浸润；③手术切缘仍有肿瘤者。术后建议至少要补充放疗者适用于：①宫颈原发肿瘤直径大于 4 厘米；②合并淋巴脉管瘤栓；③宫颈肿瘤侵犯间质大于 1/3 者。术后开始补充放疗应在患者身体一般条件恢复后尽早开始，最好不要超过术后 2 个月。

161. 宫颈癌手术后多长时间进行放疗是最佳时机？

宫颈癌患者手术后需要进行放疗的最佳时机一般在术后 4~6 周，不宜超过 8 周。由于放疗前需要了解手术后的情况，需要复查，一般需要 1 周左右的时间，住院或者门诊收治后，放疗准备还需要 1~2 周（不同疾病需要的时间不一样，宫颈癌需要较长时间），因此，术后恢复快的患者，在术后 2~3 周应该到妇科放疗就诊，安排治疗相关事宜，以免耽误治疗。

当然，有些患者由于术后出现一些并发症，或者恢复较慢，耽误时间会长一些。如果耽误的时间太长，可能会对术后放疗效果产生影响，医生将会与患者讨论决定下一步治疗措施。

162. 宫颈癌放疗有什么不良反应？

宫颈癌放疗的近期不良反应：①**骨髓抑制**，即骨髓造血功能下降，表现为血常规检查发现血细胞相关指标降低，严重时并发感染、出血；②胃肠道的反应，常见恶心、呕吐、腹胀、食欲差、里急后重、黏液便、腹泻，严重时脱水、肠梗阻；③近距离腔内放疗可引起宫腔感染、积脓，子宫穿孔，盆腔感染甚至全身感染、阴道撕裂出血，插植引起出血、感染及邻近器官损伤；④照射野皮肤反应，如皮肤干燥、瘙痒、皮疹、色素沉着、脱屑、破溃；⑤泌尿系反应，如尿频、尿急、尿痛；⑥外阴、阴道炎症引起局部红肿、充血、疼痛。

放疗的远期不良反应：①不同程度的放射性直肠炎，如肛门坠胀、粪便带血或便血、黏液便，严重者发生直肠阴道瘘；②不同程度的放射性膀胱炎，如尿频、血尿、排尿困难、尿失禁，严重者发生膀胱阴道瘘；③放射性小肠炎、肠粘连、肠梗阻；④阴道狭窄、卵巢功能丧失、生育功能丧失、出现更年期综合征；⑤盆腔纤维化、疼痛，盆腹壁皮肤及下肢淋巴回流障碍引起皮肤及下肢肿胀。值得说明的是，以上是所有可能发生的不良反应，但对于多数患者来说，其中很多不良反应尤其是严重的不良反应发生率是非常低的。

163. 宫颈癌放疗的不良反应可以预防和减轻吗？

针对以上宫颈癌放疗不良反应，做好放疗患者的护理工作，有着极为重要的现实意义，在护理上主要以饮食和卫生上需特别注意：①饮食：患者家属应尽量多的准备种类多样、精心烹饪的饭菜，但需清淡可口、易消化食材，不应选择过甜或辛辣油腻的食物，以免加重肠胃负担，扰乱消化系统功能。多补充高蛋白高纤维食物，多食果蔬，平时也应多喝水排毒；②护理：为保护好放射区皮肤，给患者最好选择宽松、柔软、吸水性好的内衣，减少皮肤摩擦、潮湿等刺激。若出现皮肤瘙痒，切记用手挠抓，可轻轻拍打，或用冰片淀粉缓解。坚持阴道冲洗，减少局部感染和阴道粘连。另外，及时与主治医生沟通治疗中的不适，以便于及时处理和缓解这些不适，提高免疫力，配合正规医院的中医中药的治疗。

164. 宫颈癌放疗后会掉头发吗？

宫颈癌放疗无论是体外放疗还是腔内放疗都仅是盆、腹腔放疗野的局部治疗，不会影响到头皮的毛发。所以只进行单纯放疗的宫颈癌患者不会因为放疗发生脱发。现在大量中、晚期宫颈癌患者在放疗的同时还进行增敏化疗，部分化疗药物对毛囊具有毒性，会发生暂时性脱发。但如果是小剂量的化疗，脱发不明显，很少发生完全性脱发，即使发生脱发，治疗结束后毛发也会重新生长出来。

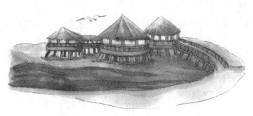

165. 在放疗期间能和亲属接触吗？

肿瘤不是传染病，不会传染给周围的人。目前大型三甲医院进行的体外照射的放射线以及**后装放疗**的放射线不在患者体内存留，也不会发生辐射污染。接受放疗的患者可以和亲人接触，而且，和亲人在一起，会让患者感受到亲情，充满温暖，增加战胜疾病的信心。

166. 放疗照射区皮肤会有哪些变化？如何保护？

放疗期间，照射区皮肤因射线影响会有一定的放疗反应。反应程度与照射剂量、照射面积、部位等因素有关。一般在放疗开始2~3周后出现，接受治疗范围的皮肤会变红，与晒太阳后反应一样；皮肤出现干燥、发痒、轻微红斑，毛发会有脱落。随放疗继续，症状会逐渐加重，如色素沉着、**干性脱皮**、红斑区皮肤疼痛；部分患者发展为皮肤皱褶处出现湿性脱皮。不过，不用担心，在放疗开始前，医生和护士会向患者介绍照射区皮肤保护的相关知识。

照射区皮肤应如何保护？需注意①清洁：应用温水轻洗，避免肥皂、冷热、化妆品、消毒剂的刺激，如需要，可涂抹一些无刺激性软膏；②避免破损：避免抓挠、蚊虫叮咬等，当皮肤出现脱皮或结痂时，请不要撕剥；护士也会避免在照射区进行药物注射；③注意防晒；④衣物选择：选择轻柔、宽松的纯棉衣物，避免过硬、过紧的衣物磨伤皮肤；⑤如需剃毛发时，使用电动剃须刀，避免造成局部损伤；⑥皮肤色素沉着不需特殊处理，放疗结束后皮肤颜色会逐渐恢复正常。

如果病情允许，放疗期间可以洗澡。但要注意水温不能太热，选用温和无刺激的浴液。照射区皮肤不要用力搓揉。保持清洁、舒适，维持皮肤完整性。特别提醒患者注意：放疗定位时用皮肤墨水在患者皮肤上画上的标记线，是为确保每次放疗定位的准确。所以这个标记非常重要，一定不可以擦掉！如果标记线变浅或模糊，必须及时告诉主管医生再次标画清晰，切勿自己描画。

167. 放疗期间为什么要监测血象？

宫颈癌放疗或放、化疗会发生不同程度的**骨髓抑制**，即骨髓造血功能下降。同时还有**胃肠道反应**如恶心、呕吐、腹胀、进食减少，另外腹泻常见，甚至脱水，这些都会导致血象异常，血常规检查时发现血细胞相应指标降低。具体来说是白细胞、血红蛋白及血小板计数同时或相继降低，继发感染、贫血、**凝血功能**异常，大多经过积极处理是可以恢复的。严重时甚至并发感染、大出血，危及生命。一旦发生血象异常，应及时联系主治医生，针对主要原因对症处理，同时药物治疗，必要时输成分血、暂停放化疗，避免重度的不可逆的**骨髓抑制**发生。

168. 放疗期间腹泻该怎么办？

腹泻是宫颈癌体外放疗中较常见的不良反应，一般在治疗后1～2个星期以后开始出现不同程度的腹泻、里急后重。这是因为腹部放疗刺激肠黏膜引起肠黏膜水肿、肠蠕动加快所致。严重者每日腹泻达几十次，粪便隐血。一旦出现腹泻，首先告知主治医生，说明腹泻的次数、粪便形状及伴随的不适。医生会根据腹泻的程度进行相应对症处理，严重者需暂停放疗。减轻和预防严重腹泻的发生，患者在放疗期间宜食用易消化、稍淡、少油腻的食品，如半流饮食或少渣饮食，忌食含纤维素多的食品及黏腻、寒凉食品。辣椒、花椒、胡椒、芥末、八角、桂皮等不食或少食。不宜食用盐腌制的、熏制的、烧焦的、发霉的食物。绝对禁烟、酒。忌口也不能绝对化，关键是少食、淡食。

169. 放疗期间吃不下饭怎么办？

宫颈癌体外放疗进行到一定阶段，放射线刺激胃肠黏膜引起肠黏膜水肿、胃排空障碍，再加上同步化疗的胃肠道不良反应，患者会出现食欲减退、恶心、呕吐。一旦出现以上症状，首先告知主治医生，说明每日的进食情况、呕吐次数、呕吐物形状、有无呕血及伴随的不适。医生会根据腹泻的程度进行相应的对症处理，严重者需暂停放疗。鼓励患者尽量多进食，以营养丰富、清淡易消化的食品为好。应调动患者的视觉、嗅觉以增加饮食，调配平时喜爱的食物，少食多餐。如**胃肠道反应**严重，进食困难，必要时暂停放疗，配合胃肠道外营养输液支持。

170. 放疗期间营养支持为什么特别重要？什么食物不能吃？

放疗时间长，照射的组织多，特别是口腔黏膜、咽部的黏膜比较娇嫩，头颈部放疗过程中会出现黏膜炎，导致口腔疼痛、吞咽疼痛，严重影响进食，导致体重下降，胸部肿瘤放疗时会出现食管炎，腹部肿瘤放疗时会出现腹泻等症状，同时，放疗的全身反应还有食欲下降，这些情况会使患者吃不下饭，或者营养吸收不好，会导致营养不良。营养不良的危害非常大，主要原因有

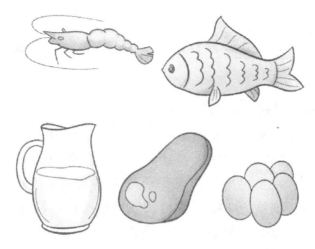

高蛋白易吸收食物

①由于进食减少，营养不良，身体合成红细胞、血红蛋白的原料减少，会出现贫血；贫血会引起血液运送氧气的能力下降，肿瘤会因此而缺氧，而缺氧的肿瘤细胞对放射线非常抗拒，影响疗效；②由于营养不良，身体抵抗力下降，易患感染、感冒等，会出现发热甚至高热，需要中断放疗，影响疗效；③身体抵抗力和免疫力下降后，抵御肿瘤细胞侵袭力下降，容易出现远处转移，总体治疗效果下降；④由于营养不良，会出现体重下降，体重下降后，肿瘤与周围健康组织的相对关系会发生改变，会导致肿瘤和正常组织的放疗剂量与计划的剂量不一致，使肿瘤控制率下降或正常组织损伤加重。因此，接受放疗的患者在治疗过程中以及治疗后一段时间（急性反应恢复期）的营养支持非常重要，患者一定要克服困难，尽可能保持体重不下降。

放疗过程中，对食物的种类没有特殊要求，以**高蛋白、易消化和易吸收的食物**为主，一般忌食辛辣生冷的刺激性食物和过于油腻的食物，避免加重放疗反应等。

171. 放疗中和放疗后宫颈癌患者为什么要进行阴道冲洗?

宫颈癌放射治疗中及治疗后进行阴道冲洗十分重要。宫颈癌局部肿瘤与外界相通,多合并感染,治疗中肿瘤逐渐缩小,部分坏死的肿瘤组织及分泌物会排到阴道内,阴道冲洗可以帮助这些物质的排出,减少感染的机会。治疗后阴道黏膜不同程度萎缩、狭窄、粘连,抵抗力下降,应继续长期坚持规律冲洗,如果冲洗不充分,可发生阴道粘连闭锁、宫腔积液、继发感染及肿瘤等。冲洗可采用专业的阴道冲洗器(正规药店有售),用温开水或生理盐水即可,主要目的是清洁而不是消毒,无需特殊冲洗液。一旦发现阴道分泌物异常,应及时就医寻找原因,及早发现原因并处理。阴道冲洗器按照使用说明进行定期消毒和更换。

172. 宫颈癌患者在放疗结束时还有肿瘤残存怎么办?

宫颈癌放疗后肿瘤细胞发生一系列直接和间接反应,逐渐缩小至消退。这一系列的变化需要经过一段时间,与肿瘤细胞的生长周期、患者对射线的个体反应等因素有关。一般来讲,治疗达根治性剂量时,治疗有效,肿瘤较前发生明显的缩小,但仍有部分患者治疗结束时临床检查不能排除残存肿瘤,在结束后的一段时间内,通常是3个月内肿瘤还会发生萎缩、消退。故临床上一般以治疗后3个月为限,如治疗后3个月后仍有肿瘤的确凿证据,如病理或细胞学检查发现肿瘤,可认为是治疗后肿瘤未控,往往预后较差,需要继续补充治疗,但继续治疗的效果不保证,且伴有相应的治疗不良反应。

173. 宫颈癌患者在放疗结束后需要注意什么？

宫颈癌患者要注意：①饮食：规律饮食，禁暴饮暴食。需清淡可口、易消化食材，不应选择过甜或辛辣油腻的食物，以免加重肠胃负担，扰乱消化系统功能。多补充高蛋白高纤维食物，多食果蔬，平时也应多喝水排毒；②保持乐观心态，避免劳累、劳逸结合：保持平和乐观的心态，尽量避免重体力劳动，可适时适当进行一些体育锻炼，但不要选择剧烈的活动。放疗结束 3 个月后，如有需求可以酌情恢复性生活，家属应做到细微体谅；③坚持阴道冲洗：放疗结束后应继续坚持规律的阴道冲洗，避免发生阴道的粘连闭锁、宫腔积液；④定期复查，不适随诊：治疗后定期复查，终身**随访**。如有不适，及时向医生反应，以尽早得到专业的建议和处理。

174. 宫颈癌患者放疗结束后还需要药物治疗吗？

宫颈癌放疗结束后，医生会根据多项检查结果及患者的全身状况、肿瘤有无残存等进行系统的评价。可考虑进一步巩固化疗。如果肿瘤控制不满意，可考虑继续全身化疗或入组相关的临床治疗研究。另外，针对不同宫颈癌患者治疗后不同程度的不良反应和不适，可进行专业的药物治疗、中医中药治疗，以缓解不良反应，提高免疫力。也可采用温和的抗肿瘤药物治疗。但目前尚无统一的标准。

175. 宫颈癌患者放疗会有哪些后遗症？

放疗属于局部治疗，在消灭肿瘤细胞的同时，也给机体带来了一系列损伤，既给患者带来痛苦，降低生存质量，有的患者因此不得不中途停止治疗，又给后续治疗带来了影响，有的不良反应甚至在治疗结束后长期存在，即治疗后遗症。宫颈癌放疗后的晚期不良反应，最常见的是放射性直肠炎，表现为肛门坠胀、粪便带血或便血、黏液便；放射性膀胱炎，如尿频、血尿、排尿困难、尿失禁；阴道狭窄、卵巢功能丧失的更年期综合征，以及盆、腹壁皮肤及下肢淋巴回流障碍引起皮肤及下肢肿胀。一旦出现这些反应，应咨询医生，可根据具体病情，结合正规的中医中药的治疗，一方面杀伤、抑制癌细胞，减轻、缓解、控制病情，既可局部抗癌，又可整体抗癌，预防复发和转移；另一方面可对症治疗，全身调理，提高免疫力，减少放化疗的副作用等。

176. 放疗会使宫颈癌患者丧失卵巢功能吗？

卵巢作为女性的性腺，对放射线非常敏感。很低放射剂量的照射就会影响卵巢功能，甚至功能完全丧失。多项研究表明，对于年轻的早期宫颈癌患者术前或术后放疗均能引起卵巢功能衰竭，即使进行了卵巢移位手术，由于部分血供丧失，也会影响卵巢的功能，出现早衰。接受根治性放疗的中、晚期宫颈癌患者，由于卵巢非常接近肿瘤的原发位置——宫颈，所以不可避免受到照射，卵巢功能难以保留完好。卵巢功能减退或丧失主要表现为女性激素水平下降引发的一系列更年期症状，如潮热、焦虑、关节酸痛等非特异症状，但不意味着女性性征的改变。这些症状的程度有很大的个体差异，患者最终都会逐渐适应。对于更年期症状较重的患者可以在医生的指导下进行激素替代治疗以度过治疗后的过渡时期。

177. 宫颈癌患者放疗后还会有月经吗?

月经是由于卵巢激素周期性变化引起子宫内膜周期性脱落导致的阴道出血,即月经来潮。宫颈癌经过根治性放疗后,卵巢功能逐渐减退至丧失,失去了卵巢激素周期性分泌的功能,患者体内女性激素水平逐渐达到了更年期状态,子宫经过大剂量放疗后也发生变化和萎缩,故此后不会再有月经来潮。如治疗后发生阴道出血,应及时就医,不可认为是月经而忽视。

178. 宫颈癌患者放疗后还能生育吗?

宫颈癌经过根治性放疗后,卵巢内的卵泡不会继续发育成熟,卵巢功能逐渐减退至丧失,失去了卵巢激素周期性分泌的功能,患者体内女性激素水平逐渐达到了更年期状态,卵巢也不会发生排卵。另外,子宫经过大剂量放疗后发生异常变化和萎缩,子宫内膜也不适宜受精卵着床。所以放疗后是不可能再进行生育了。

179. 宫颈癌患者放疗后出现便血该怎么办?

宫颈癌肿瘤位置接近直肠,放射线在杀灭癌细胞的同时,对正常组织也有一定损伤。可发生组织充血、水肿、溃疡,严重者可发生坏死脱落及穿孔。晚期出现纤维组织增生,造成器官狭窄。这些反应可能出现在治疗过程中或放疗后。部分患者可出现排便次数增多,对症处理即可缓解。少数患者可出现排便时肛门下坠、黏液血便。应视具体情况对症治疗。便血按程度分为轻、中、重三度。轻度主要为少量便血;中度为反复出现多量血便及黏液便，伴里急后重；重度则为严重直至发展为肠道溃疡、狭窄、肠瘘等。轻度患者不必特殊处理；中度则以抗感染、止血、解痉等药物处理，一般放射性肠炎比较顽固，容易反复，以局部治疗如保留灌肠为主；极少数患者便血严重需进行药物或手术止血。对阴道直肠瘘或严重的肠溃疡、狭窄，导致肠梗阻及严重出血者可行横结肠造瘘术。

180. 宫颈癌患者放疗后出现血尿该怎么办？

以放射性膀胱炎最为多见，发生率 2%~10%。膀胱阴道瘘发病率为 1%~3%。部分患者盆腔纤维化致输尿管梗阻，并引起不同程度的肾功能障碍。晚期放射性膀胱炎以尿血最为多见，往往表现为突发性血尿，常有劳累。膀胱充盈致放疗后弹性不好的膀胱黏膜血管破裂，若保持膀胱空虚，对症处理能得以好转，如大量饮水、多吃蔬菜、服解痉药物及抗生素等。少数严重者可静脉滴注抗生素及止血药。必要时采用膀胱冲洗，常常能起到较好的止血作用。

181. 宫颈癌患者放疗结束后饮食上有无特殊要求？

宫颈癌放疗结束后胃肠道需经过一段较长时间的恢复，因此饮食上也特别注意，以减少或减轻放射性小肠炎和直肠炎。

182. 宫颈癌患者放疗后复发还能再放疗吗？

治疗后复发宫颈癌患者的治疗选择受很多因素的影响，包括初次治疗的手段（手术还是放疗）、复发距离上次治疗的时间间隔、复发的部位、孤立复发还是多处复发、复发灶是否位于原放疗野内、复发病灶与周围器官组织的关系等。一般来讲，位于原放疗野外的孤立复发病灶，如手术切除困难，可考虑再次给予复发部位的放疗。

（三）化学治疗

183. 什么是化学治疗（化疗）？宫颈癌的化疗有什么作用？

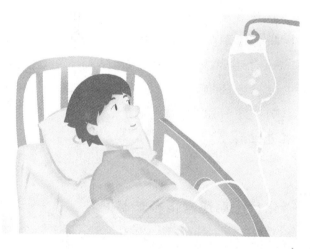

化疗

化疗是应用对癌细胞有毒性的化学药物杀死肿瘤细胞、抑制肿瘤细胞的生长繁殖和促进肿瘤细胞分化的一种治疗方式。它是一种全身性治疗手段，对原发灶、转移灶和亚临床转移灶均有治疗作用，但是化疗在杀伤肿瘤细胞的同时，也将正常细胞和免疫（抵抗）细胞一同杀灭。宫颈癌的主要治疗手段为手术或放疗，早期病例除少数高危病例外，疗效满意，但晚期和复发宫颈癌的疗效均不理想。近年来随着抗癌新药的不断问世，化疗方案的逐步改进以及给药途径的多样化，化疗的治疗作用日益显著，宫颈癌化疗主要用于①对局部巨大肿瘤患者术前或放疗前的新辅助化疗；②对早期有不良**预后**因素患者的术后辅助治疗；③放疗中的同步化疗；④对复发、转移宫颈癌的姑息治疗。

184. 什么是化疗方案？

当肿瘤专科医生给肿瘤患者实施化疗时，会针对不同的肿瘤类型、患者的身体状况和既往的治疗情况选择合适的化疗方案进行治疗，化疗方案通常是一种或几种化疗药物的联合应用。为什么将几种药物联合应用呢？因为化疗的主要目的是最大限度地杀伤肿瘤细胞，同时还要减少化疗药物对人体正常细胞的不良反应，因此医生会考虑药物对肿瘤细胞的杀伤力、药物的毒性、对肿瘤周期的影响，还有患者的耐受情况，从科学的化疗方案中选出最优的方案进行治疗。

185. 化疗周期通常指多长时间？

化疗周期是指每次用药及其随后的停药休息期到下一次化疗开始用药时的间隔时间。化疗方案不同，化疗周期长短不一。化疗周期的长短一般是根据化疗药物的**药代动力学**特点和肿瘤细胞的增殖周期来决定的。根据化疗药物不良反应及人体恢复周期，从给化疗药的第 1 天算起，至第 21 天或 28 天，即 3~4 周为一个周期。

186. 化疗是天天做吗？

化疗方案是 3 个星期算 1 个周期，要化疗 4 个周期，是否需要在医院治疗 12 个星期，也就是 3 个月吗？不是，化疗的 1 个周期包括了用药的时间和休息时间。在一个周期中不是每天都用化疗药，大部分化疗药物在每 21 或 28 天里只有前 3~5 天有化疗药物，其余时间休息。某些靶向药物使用的时间会相对较长，如重组人血管内皮抑素就需要连续使用 14 天，每天用药 4 个小时。药物使用频率是根据其不良反应、代谢时间及人体恢复周期决定的。总的来说，不论什么样的治疗方案，每个周期都会有一定的休息时间。

187. 哪些化疗药物常用于宫颈癌？

临床应用单一药物治疗宫颈癌，有效率不高，一般为 10%~25%，且缓解期较短，常用有效药物有顺铂、氟尿嘧啶、博来霉素、阿霉素、环磷酰胺、异环磷酰胺、丝裂霉素、长春新碱等。近年来出现了一些治疗宫颈癌很有希望的药物，如紫杉醇、拓扑替康、长春瑞滨、吉西他滨、奈达铂等。对于接受放疗的患者，同时进行化疗可增强放疗的敏感性，提高放疗效果。在各种化疗药物中，以铂类为基础的增敏化疗是目前应用最为广泛的化疗方案。应该注意的是，增敏化疗同时也会相应增加治疗的不良反应，因此是否选择同步放、化疗仍应结合患者的一般状况和病情。在新辅助化疗方面，目前国内外报道紫杉醇联合铂类的化疗方案具有理想的疗效，故目前应用较多。对于晚期或复发性宫颈癌，美国国家综合癌症网络推荐的化疗方案包括紫杉醇联合卡铂或顺铂方案或拓扑替康联合顺铂方案。研究表明，前者有效率大约为 37%，而后者有效率大约为 27%。

188. 应该如何选择进口药物和国产药物？

进口药物和国产药物都是经过国家药监局审批的正规药物，只要是同一种药物，其成分是一样的，理论上起的作用也应该是一样的。但进口药物和国产药物在制作工艺上会有区别。在仿制药品用于临床前有关部门会比较国产药物与进口药物的疗效与不良反应，一般来讲不会有很大差别，否则就不会被批准在国内使用，但患者和家属常会认为进口药物有特别的含义。究竟怎么选药，患者有很大的发言权，就像国产电视和进口电视一样，主要根据自己经济状况或其他因素来选择。

189. 输注不同化疗药物时，应注意什么？

输注紫杉醇治疗应注意：①有过敏史者慎用；②为预防**过敏反应**，用药前 12、6 小时，分别口服地塞米松片剂，用药前肌注苯海拉明，静脉用地塞米松预防过敏，同时可选择西咪替丁等质子泵抑制剂保护胃黏膜；③用药过程中应密切测量血压、脉搏，观察**过敏反应**，如用药过程中出现**过敏反应**，应积极对症治疗以缓解过敏；④为减轻末梢神经炎，治疗期间给予 B 族维生素，同时为缓解末梢神经炎的疼痛症状，可口服镇痛药物（如芬必得等）。大剂量顺铂化疗时，为了减少**肾毒性**，用药前一天要水化。具体为大量饮水 2000～3000 毫升或静脉输液 2000 毫升以上。用药当日输液至少 3000 毫升，用药前呋塞米（速尿）20 毫克静脉注射，25% 甘露醇 125 毫升静脉快速滴入，以保证化疗后

4 小时每小时尿量超过 150~200 毫升，尿量不足者加快输液速度或用甘露醇 125 毫升。用药后第二天仍要输液 1500~2000 毫升。为了预防体液潴留综合征，在使用多西紫杉醇前一日开始口服皮质激素，如地塞米松 3.75 毫克，每 12 小时一次，连用 3 日。因为奥沙利铂具有外周**神经毒性**，遇冷加重，因此使用奥沙利铂时禁止用冰水漱口和进食生冷食物，也应尽量避免接触冰冷物品。应用博来霉素时常见寒战、发热，个别出现过敏性休克，可在用药前预防性使用退热剂。

190. 化疗多长时间可以看出疗效？

化疗起效时间根据病情因人而异。通常，每周期化疗结束后医生都会对患者的一般情况及肿瘤消退情况进行评估以判断疗效。一般来说，若连续实施 2 个周期化疗肿瘤无明显缓解，则可初步判断肿瘤对该方案不敏感。但对于一些特定病例而言，若化疗 1 个周期后肿瘤出现明显进展应视为无效并更换方案。反之，对于多种化疗均耐药的晚期肿瘤患者，若肿瘤稳定，虽然肿瘤体积不见缩小，也可视为有效。

191. 宫颈癌新辅助化疗有什么优点？一般要做几个疗程？什么时机手术合适？

新辅助化疗的优点：①可以缩小肿瘤体积，减小肿瘤负荷，有利于肿瘤的完整切除；②降低癌细胞活力，减少术中播散及术后转移；③改善局部情况，提高手术切除率；④消灭肉眼不可见的亚临床病灶和微转移病灶，减少复发和转移的潜在危险；⑤新辅助化疗对肿瘤细胞的杀伤最为有效，因肿瘤的血供未被干扰，化疗药物容易进入瘤体；⑥对年轻患者，还能减少术后辅助放疗的机率，为保留卵巢功能者提高生活质量，带来益处。最终目的是改善**预后**，提高生存率。新辅助化疗的疗程不宜过多，若1～2周期化疗后肿瘤消退明显，有手术机会，通常可选择在化疗结束后3～4周施行手术，因为此时化疗对机体各个系统（骨髓造血系统、凝血系统、肝脏、肾脏、循环系统等）造成的影响基本已恢复。反之，若经1～2周期化疗后肿瘤无明显反应，检查、评估无效或进展，则应立即进行全量放疗。

192. 晚期宫颈癌患者需要做化疗吗？如需要，通常要做几个周期？

晚期宫颈癌以及复发性癌的治疗主要采取化疗与放疗联合的综合治疗。对于晚期肿瘤，如肿瘤侵犯宫旁、盆壁、膀胱、直肠以及盆腔淋巴结转移等，治疗上应以放射治疗为主，同时辅助以同步增敏化疗，或在放疗结束后巩固化疗。但放疗属局部性治疗，对于远处转移，包括肝转移、肺转移、腹腔转移、广泛淋巴结转移等则无能为力。同时，对于既往放射野内复发的患者，由于无法耐受进一步放疗，也可考虑采用化疗。由于晚期宫颈癌以及复发型宫颈癌病情各不相同，化疗周期数也无法统一，大多需要根据治疗效果进行决策。通常而言，对于化疗有效的宫颈癌，一般需进行6～8个周期的化疗。

193. 为什么有人化疗效果很好，而有人化疗效果不好？

化疗的效果主要与肿瘤对药物的敏感性有关。有没有效主要取决于肿瘤的特点以及个体间差异，如同样是宫颈癌，鳞癌化疗的效果很好，大多数患者化疗后肿瘤会明显缩小甚至消失。相比之下，腺癌化疗效果就没那么好。即便同样是宫颈腺癌，用了同一种药，有的人特别有效，有的人却一点不管用。这就是由患者个体间差异造成的。

194. 如果化疗效果不好，怎么办？

化疗效果不好时，最好跟主治医生沟通，分析治疗无效的可能原因。对于某种癌症患者来说，即使采用目前最有效的方案，仍有一部分患者无效。由于影响化疗疗效的因素很多，对某一个特定的患者而言，目前又没有特别有效的方法提前预知哪些化疗方案是有效的，哪些是没有效的，只能通过化疗以后才知道疗效如何。当然，化疗也不是完全盲目的，有经验的医生会根据患者肿瘤的各种特点，选择一个最适合该患者的化疗方案。万一该方案无效，也会分析治疗失败的原因，提出下一步合适的治疗方法。

195. 什么是一线化疗？什么是二线化疗？

第一次化疗时采用的化疗方案叫一线化疗。这个化疗方案往往是经过长时间临床研究显示对大多数患者来说疗效最好，且可以重复的治疗方法，不良反应相对能接受，价格也能够接受的性价比最高的化疗方案。但没有一个药物或治疗方法是永远有效的，几个周期一线化疗后如果不管用了就不能再用这个治疗方案了，如果不换就不符合逻辑，再换的另一种化疗方案叫二线化疗。多数情况下，一线化疗的效果要好于二线化疗。

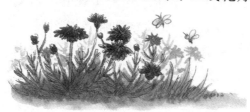

196. 什么是化疗耐药？

化疗耐药是肿瘤治疗中的一个难题，可分两种情况，一种是先天耐药，是指一开始就没有效；另一种是继发耐药，就是开始的时候管用，接着用就不好使了。这时候一般需要换药。化疗耐药是不可避免的。一种药物耐药后，对跟它结构类似的另一种药物也会有交叉耐药。更不好理解的是，对跟它结构不同的药物可能也会产生耐药。换用靶向药物有可能获得一定效果。

197. 如果多种化疗方案都无效怎么办？

如果多种化疗方案均无效，可以尝试参加新药的临床试验。参加临床试验虽然有些确切的结果还不知道，但是一个机会。如果没有什么更有效的治疗方法，也可以考虑中医等治疗，根据患者状态给予最佳支持治疗，针对不舒服的地方做局部治疗。如果经济条件允许，可试用靶向治疗。

198. 是不是化疗的不良反应越大疗效越好？

只要化疗，不良反应几乎不可避免。不能根据化疗不良反应的程度判断化疗效果；并不是化疗反应越大效果越好、没有化疗不良反应就没有效果。化疗成功与否，在很大程度上取决于如何解决好疗效与不良反应之间的关系。不同个体对药物的吸收、分布、代谢、排泄可能有差异，要密切观察与监测每个人。这不意味着为了追求疗效就可以无止境地增加剂量，在剂量增加的同时，不良反应也在增加，在患者可以耐受不良反应的情况下兼顾最适合患者的最大剂量才是保证疗效的最好方法。

199. 如何判断患者是否可以耐受化疗？

化疗过程中可能会出现许多不良反应，或者只出现部分，也可能没有任何不良反应出现。这些都取决于化疗药物的种类和剂量，以及每个不同机体对化疗药物的反应。不良反应持续时间主要取决于身体状况和所采用化疗方案，正常细胞一般在化疗结束后会自我修复，所以大多数不良反应会在化疗结束后缓慢消失，极少不良反应会持续较长时间。在每个化疗方案实施之前，医生和护士都会询问患者很多看似"不相关"的事情，如有没有高血压、糖尿病、胃溃疡等基础疾病，有没有抽过烟、喝过酒，有没有食物或者是药物过敏，可不可以爬上3楼，中间需要休息几次，甚至是身高和体重等，这些问题都可以判断患者当时的体力状况，再去选择可以耐受的合适方案，每个人的药物剂量都是根据身高、体重算出来的，是不一样的。

200. 化疗过程中会出现哪些不良反应？

化疗过程中常见不良反应包括**胃肠道反应**（恶心、呕吐）、血液毒性（白细胞计数低、血小板计数低、贫血），肝**肾毒性**（肝肾功能异常）、**神经毒性**（手脚麻木、耳鸣）、皮肤毒性（脱发、脱皮、皮疹、脓疱）、心脏毒性（心慌、心律失常、心绞痛）、乏力等。

201. 如何减轻化疗的不良反应？

目前已经有很多方法来预防或减轻化疗的近期不良反应，如化疗前预防用镇吐药能减轻恶心、呕吐，白细胞或血小板计数降低的患者可以打升白针或升血小板针。关节酸痛患者可用芬必得之类的镇痛药加以缓解。但对**神经毒性**、脱发目前还没有好的预防办法。此外，治疗后导致的第二原发癌等也无法预防。患者应尽可能保持战胜疾病的决心和克服困难的信心，因为心情越差越容易陷入反应越大的恶性循环。

202. 化疗为什么会掉头发？如果头发掉了该怎么办？

化疗药物进入体内后会抑制组织的生长，在人体内生长最为旺盛的组织最容易被抑制，而这些旺盛的组织常见于骨髓、胃肠道黏膜等，发根也是一个生长极为旺盛的部位，因此也容易被化疗药物抑制。化疗后一旦发根被抑制就会掉头发，有的人掉得更加明显，甚至眉毛、胡须及其他体毛都掉光。但是当化疗结束后这些抑制毛发生长的因素就逐渐淡出了，发根又会逐渐恢复生长，个别患者重新长出的头发还是卷发，时间久了还是会变成直发。在医院化疗后出现脱发的现象十分常见，别人不会用惊异的目光看待患者，但在其他场合有人对患者不了解，也有患者过多的自我暗示。可以到商店去购买假发。戴假发不光是患者的专利，也是很多人的爱好，患者可以随心挑选中意的假发，体会平时不曾尝试的事物。当然随着科技的进步有些治疗药物已经有所改进，相信治疗后掉头发的现象会逐渐得以改善。

203. 化疗后呕吐怎么办?

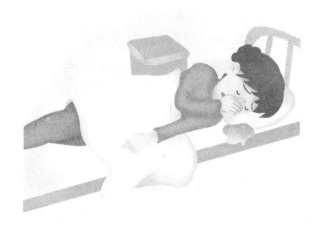

　　呕吐是患者对化疗药物常见的不良反应,随着化疗呕吐的机制被搞清后,现在已经开发了很多有效的镇吐药物,极大地缓解了患者的消化道反应,用药后呕吐明显减轻,已经很少有因为长期呕吐反应而不能坚持化疗的患者了。镇吐药物大多是经静脉使用,也有口服的,可以结合使用,如果还不理想还可以结合激素(地塞米松)治疗。但是这些镇吐药物也有其自己的不良反应,如便秘、腹胀等。

204. 化疗后恶心,但又吐不出来怎么办?

　　化疗时存在不同程度的**胃肠道反应**,如恶心、呕吐等,有时甚至因恶心、呕吐而对化疗产生恐惧感。感觉恶心时,可试用口呼吸或作深呼吸,避免接触周围环境中任何感觉不适的气味。有的患者在化疗开始前已经有恶心的感觉,这与精神心理因素有关,尤其女性患者较易产生紧张、恐惧、焦虑等不良情绪,从而降低了机体对恶心、呕吐的耐受力。这类患者在治疗前应尽可能放松心情，如听音乐、看报纸杂志及与人聊天等，以转移注意力，消弭心理的不安。化疗时恶心可直接抑制消化功能，这时患者常无进食的生理和心理要求，可给予清淡易消化饮食，少量多餐，摄入足够的水分，禁油腻及刺激性食物。同时可行支持对症治疗，如给予甲氧氯普胺（胃复安）、B族维生素、5-羟色胺受体阻断剂如恩丹西酮等，但镇吐药物运用过多可导致便秘，患者可多吃水果及纤维性食物，必要时给予缓泻剂。

205. 化疗后大便干燥怎么办？

一些患者化疗后会出现大便干燥，主要原因可能是用了镇吐药物。镇吐药可以抑制化疗后的恶心和呕吐，但是镇吐药物本身还有不良反应，就是便秘和腹胀等。药物性便秘只要不严重，化疗停止后就会逐渐恢复。如果便秘非常严重就应该在医生指导下使用一些通便药，或使用开塞露等外用药解决问题。但还应该注意化疗期间饮食，应多食纤维素，以创造正常的胃肠环境。

206. 化疗后手指和脚趾麻木怎么办？

化疗后有的患者会出现手指和脚趾麻木，这种现象多见于接受了具有神经毒药物治疗后。具有**神经毒性**的药物有长春新碱、长春碱、紫杉醇、多西他赛、奥沙利铂等。出现**神经毒性**后首先应告知医生，医生进行评估后按照出现的严重程度调整或修订治疗方案。轻度手指和脚趾麻木是可以承受的，但是当不良反应超过一定限度，医生经评估后决定应该减量还是停止使用具有神经毒的药物。如果产生了手指和脚趾麻木也可以用一些相关的营养神经的药物，但疗效也常常不令人满意，因为神经恢复需要时间较长。

207. 化疗中出现白细胞减少怎么办？应注意哪些问题？

化疗过程中白细胞减少会导致被迫减量或停用化疗，近期容易造成严重感染，如果白细胞计数低于 $1.0×10^9/L$ 持续 5 天以上时，发生严重细菌感染的机率明显增加。这个时候可以根据白细胞计数降低的程度选择一些合适的药物，如果白细胞计数略微降低，可以口服升血药物；当白细胞下降程度较重时应该使用一些粒细胞集落刺激因子。

化疗给药结束，回家休息的过程中出现白细胞减少时一定要注意自我保护。一旦发现白细胞计数开始降低，及时与主管医生联系，密切监测白细胞情况，并注意保暖及休息，避免着凉，避免过度接触人群，降低感染风险。

208. 化疗中出现血小板减少怎么办？应注意哪些问题？

血小板减少会引起出血时间延长，血小板计数的正常值为 $(100～300)×10^9/L$。理论上当血小板 $<50×10^9/L$ 时，会有出血危险，轻度的损伤可引起皮肤黏膜的淤点；当血小板 $<20×10^9/L$ 时，出血的危险性增大，常可以有自发性出血，需要预防性输入血小板；血小板 $<10×10^9/L$ 时容易发生危及生命的中枢神经系统出血、胃肠道大出血和呼吸道出血。化疗中出现血小板减少引起的严重出血并发症并不多见。有出血倾向的，应输注血小板以

及止血药物；没有出血倾向者，若血小板>20×10^9/L，应该卧床休息，避免磕碰，使用一些血小板生长因子等药物，观察病情。

209. 化疗中出现贫血怎么办？应注意哪些问题？

血液中红细胞为全身各组织器官提供氧气，当红细胞太少而不能向组织提供足够氧气时心脏工作就会更加努力，患者感到心脏跳动很快。贫血会使患者感到气短、虚弱、眩晕、眼花和明显乏力等。根据贫血程度的不同，医生会给予重组人促红细胞生成素、口服铁剂、维生素，甚至是输红细胞悬液以加快贫血的纠正。在药物治疗的同时也需要患者足够的休息、减少活动、摄入足够的热量和蛋白质（热量可以维持体重，补充蛋白质可帮助修复治疗对机体的损伤）、缓慢坐起与起立。

210. 如何正确对待化疗，化疗后身体变差会不会加速肿瘤发展？

由于化疗有恶心、呕吐、腹泻、脱发、肝功能损害以及白细胞计数下降等不良反应，不少患者将化疗视为畏途，认为化疗会削弱已患有重病或者刚经历大手术创伤的身体，是得不偿失，因而拒绝化疗。这种情况在日常医学治疗中屡见不鲜。其实，目前对癌症的有效治疗手段中，手术及放疗都是局部治疗手段，只有化疗是全身性治疗。虽然中医药或免疫治疗等也是全身治疗，但就其对肿瘤细胞的杀伤性而言就远不如化疗的作用。

肿瘤患者应该避免盲目化疗，应该找有资质的肿瘤内科医生制定化疗方案。而对于由化疗而引起的呕吐、脱发、白细胞下降等不良反应，目前有很好的镇吐药、升白细胞药、保护肝肾功能的预防措施等予以处理，可较好地控制化疗不良反应。有些患者在化疗前给予镇吐药甚至不会出现呕吐，对于脱发的患者化疗后头发还可以再生，所以不应完全拒绝化疗。

211. 化疗期间饮食应注意些什么？有忌口吗？

化疗中应注意饮食问题，尤其是中国人，对此非常重视，但是在认识上不应该陷入一些误区。受传统的思维影响，如忌口的问题：治疗中不能吃无鳞鱼、不能吃蛋白质、不能吃羊肉等；还有的患者认为应该使劲补，天天补品不离口。其实食物对疾病产生的影响并不多，如食用海产品对甲状腺功能亢进、食用过多的淀粉或含糖的食物对糖尿病、饮酒及海鲜火锅等对痛风等会有影响，但是一般的鱼、肉类食物对肿瘤并没有影响，一些不实的传言并没有证据来支持。设想一个肿瘤患者本身就受到疾病的困扰，常出现营养不良，如果再不及时补充则会对患者的病情造成消极的影响。化疗期间患者常常有**胃肠道反应**，如恶心、呕吐、食欲不好等，这时饮食应该清淡，但应富于营养，并且应服用一些纤维素帮助解决便秘等问题。化疗过后休息阶段可以再适当增加营养。有人认为应多食补品，补品是什么？其实只是个概念而已，有些补品含有激素，对患者不一定有益，只要患者有食欲，正常的饮食就是最好的补品，花同样的钱可以获得更多的回报。

212. 如何评价化疗的效果？

在化疗药物治疗过程中，正确评价药物的有效性是十分关键的问题。化疗前后都会反复做血液学检查和 CT 等评价化疗效果，医生总会用肿瘤完全缓解（CR）、肿瘤部分缓解（PR）、肿瘤稳定

（SD）、肿瘤进展（PD）这类的医学用语总结这段时间的治疗效果。实际上对于大多数药物治疗不敏感的肿瘤或晚期肿瘤患者，如果一味强调理论上的 CR、PR，是不切实际的。医生治疗肿瘤时不但会看肿瘤大小的变化，更需要考虑到患者的生存质量、生存期的长短。很多晚期肿瘤患者通过综合治疗可以长期"带肿瘤生存"，这样的治疗效果和实际意义不亚于 CR、PR 的结果。

（四）介入治疗

213. 什么是肿瘤的介入治疗？

肿瘤的介入治疗就是在医学影像设备（血管造影机、透视机、CT、MRI、B超）的引导下，通过微小的切口或穿刺点将特制的导管、导丝等精密器械引入肿瘤部位，对肿瘤或相关疾病进行治疗的一门新兴学科。

214. 肿瘤的介入治疗有哪些方法？有什么作用？

肿瘤的介入治疗可通过药物灌注、动脉栓塞、管腔狭窄的球囊扩张、安放滤器或支架、体液引流、能量消融等手段达到治疗肿瘤和缓解病痛的目的。

215. 什么是动脉栓塞术？什么是化疗栓塞术？

经导管将栓塞剂释放入病变部位血管内，引起动脉暂时性或永久性阻塞的手术被称为动脉栓塞术。如果在注入栓塞剂同时加入化疗药物则被称为化疗栓塞术。

216. 需通过哪些途径完成肿瘤的介入治疗？

肿瘤的介入治疗，根据治疗途径分为经血管介入治疗（如经动脉化疗栓塞）、经皮穿刺介入治疗（如经皮穿刺消融术）和经**空腔脏器**介入治疗（如消化道狭窄的球囊成形术和支架植入术）。

217. 与外科手术相比介入治疗有哪些特点？

与外科手术相比介入治疗肿瘤具有创伤小、简便、安全、并发症少和住院时间短的特点。

218. 什么情况下宫颈癌需要介入治疗？主要起什么作用？

宫颈鳞状细胞癌目前仍以放疗和手术为主要的治疗手段，宫颈癌的介入治疗目前多用于对于局部大肿瘤的消除。介入治疗是放疗、手术的补充或配合治疗手段。特别是介入性动脉化疗，改变了传统化疗的输液途径，使抗癌药物直接进入肿瘤，局部药物浓度明显提高，目前虽未广泛用于临床，但有很好的应用前景。宫颈癌介入治疗主要目的为：①缩小或消除癌灶；②为手术治疗创造机会；③提高生存质量或提高生存率。

此外，由于宫颈癌是好发生大出血的妇科恶性肿瘤，大多数患者可通过局部填塞压迫止血，也可局部放疗止血。对于难治性大出血可通过血管介入动脉栓塞止血。

219. 宫颈癌介入化疗和静脉化疗有什么不同？

宫颈癌介入动脉化疗和静脉化疗最大的不同在于药物进入体内的途径不同，也就是输液途径的不同。宫颈癌介入是按需将导管插入髂内动脉，或超选择子宫动脉及其下行支；如有肝脏转移，则可将导管插至肝动脉进行治疗；如有肺转移，亦可将导管插入供血的支气管动脉。由动脉内注入抗癌药物，药物直接进入肿瘤供血动脉。相比静脉化疗，肿瘤内药物浓度比一般周围静脉给药高得多，疗效可明显提高，而全身的不良反应却可减轻，故成为宫颈癌化疗治疗的重要方法之一。

220. 宫颈癌介入治疗效果怎么样？介入动脉灌注化疗方式有哪几种？

宫颈癌介入动脉灌注化疗可使抗癌药物直接进入肿瘤，局部药物浓度明显提高，有利于杀灭癌细胞，避免药物对肝脏和肾脏的首过效应，减少药物的破坏和排泄，也会减少对肝、肾的毒性，减少药物与血浆的结合而失效的机率，减少**胃肠道反应**。不仅提高抗癌药物的疗效，而且明显降低药物对全身的不良反应，故成为抗癌治疗的重要方法之一。动脉灌注化疗可分为：一次性灌注法、持续性动脉灌注法、动脉阻塞灌注法、微球或微囊等包被化疗药物进行化疗栓塞、皮下贮液盒动脉灌注和封闭式循环化疗等方式。

有研究报道 23 例Ⅲa～Ⅳa 期宫颈癌患者进行子宫动脉灌注化疗，使用大剂量顺铂（140～250 毫克/平方米）、顺铂＋丝裂霉素（7 毫克/平方米）或顺铂＋5-FU（700 毫克/平方米）动脉灌注化疗后，平均肿瘤体积减少 76%，其中 18 例患者（78%）因此获得根治性手术治疗。5 年生存率为 74%，明显高于单纯放疗组（58%）和手术放疗联合组（43%）。目前认为动脉灌注化疗治疗宫颈癌，可为满意的根治手术创造条件，提高了 5 年生存率。

221. 哪些宫颈癌患者不适宜介入治疗？

以下宫颈癌患者不适合行动脉局部灌注化疗和血管栓塞治疗。

（1）严重的心、肝及肾功能不全者，血常规异常，白细胞计数 $< 3 \times 10^9 /$升，血红蛋白（Hb）< 80 克/升，血小板计数 $< 50 \times 10^9 /$升。

（2）出血性疾病或有出血倾向者。

（3）抗凝治疗中的患者。

（4）穿刺处感染或发热者。

（5）对灌注的化疗药物有禁忌者。

222. 宫颈癌介入动脉化疗有哪些注意事项？

介入治疗前要排除心血管、血液、肾脏及神经系统疾病，患者要告诉医生有没有碘过敏史；或做碘过敏试验（口服或皮内注射碘溶液），观察有无**过敏反应**，如有**过敏反应**则不宜作造影术。术前要了解检查治疗目的、操作过程，消除恐惧心理。术前停用抗凝剂。术前一日少渣饮食，晚上灌肠。手术当天配合医生适当使用镇静剂如哌替啶 50~100 毫克。术前 6~8 小时禁食固体食物。动脉灌注化疗的患者，为了计算化疗药物用量，要测量身高和体重（空腹下、排空尿便、穿最少量衣服）。

介入插管治疗后，局部麻醉患者可进流食，逐渐过渡到普食。硬膜外麻醉患者，术后 6 小时后方可进食。患者穿刺侧下肢平伸制动 6 小时，穿刺部位加压包扎 4~6 小时，绝对卧床休息 24 小时。以下情况要及时向医生反映：①下肢疼痛、麻木、发凉或感觉异常；②出现恶心、呕吐、胸闷、头晕等不适；术后可多饮水，加快肾脏对造影剂的排泄；③术后 3~7 天，患者体温会有不同程度的升高，一般 38.5℃ 以下，属正常范围。

223. 哪些宫颈癌患者需要介入栓塞治疗？

发生阴道大出血的宫颈癌患者，要及时就诊。医生可通过宫颈局部填塞压迫止血，也可局部放疗止血，大多数患者可止血。对于难治性大出血的患者可通过血管介入动脉栓塞治疗来止血。

224. 宫颈癌介入化疗有哪些常用药物？

临床中宫颈癌静脉化疗有效的主要药物包括顺铂、卡铂、紫杉醇、拓扑替康、氟尿嘧啶（5-FU）等，常用动脉灌注化疗药物有氟尿嘧啶（5-FU）、顺铂（DDP）、丝裂霉素 C（MMC）、甲氨蝶呤（MTX）、阿霉素（ADM）及博来霉素（BLM）等。其中 5-FU 和顺铂常用于宫颈癌介入化疗。

225. 宫颈癌动脉介入治疗有哪些方式？

目前宫颈癌动脉插管灌注化疗有以下三种不同方式：

（1）一次性动脉灌注化疗：主要适用宫颈癌术前介入性化疗。目前采用较多。

（2）持续动脉灌注化疗：采用保留动脉插管持续灌注的方法，能有效地提高时间依从性抗代谢药物的疗效。有很好的临床应用前景，尚未广泛应用于宫颈癌。

（3）皮下植入贮液盒进行动脉灌注化疗：该方法通过选择性插管至肿瘤供血动脉，将导管与树脂贮液盒相接并埋于皮下，通过贮液盒定期给药，不影响患者的日常生活，方便有效。该方式尚未在临床推广应用，但有一定的优势。

226. 宫颈癌介入治疗能替代放疗吗？

宫颈鳞状细胞癌目前仍以放疗和手术作为主要的治疗手段，介入治疗不能替代放疗和手术，它是放疗、手术的补充或配合治疗手段。

（五）核素治疗及射频治疗

227. 放射性核素能治疗肿瘤吗？

放射性核素治疗是将带有射线的放射性药物通过口服或静脉注射等方法进入人体内后，放射性药物能随血液到达肿瘤部位，对肿瘤细胞放出射线，其射线像"导弹"一样，能瞄准肿瘤细胞射击，最后抑制或摧毁肿瘤细胞，从而达到治疗肿瘤的目的。故放射性核素治疗属于内照射治疗，而通常所说的放疗属于外照射治疗。

228. 放射性核素主要用于哪些肿瘤的治疗？

放射性核素治疗开展得最早、应用得最广泛的就是^{131}碘治疗甲状腺癌及其转移灶，其他效果较好的项目还有放射性核素治疗骨转移、^{131}碘间位碘代苄胍（^{131}I-MIBG）治疗恶性嗜铬细胞瘤和恶性神经母细胞瘤、放射性核素标记的单克隆抗体治疗淋巴瘤、放射性核素标记的奥曲肽治疗神经内分泌肿瘤、^{125}碘放射性粒子植入治疗肿瘤、唯美生治疗肿瘤、^{90}Y 标记的玻璃微球治疗肝癌等。核素治疗主要应用于发生骨转移的宫颈癌患者。

229. 应用放射性核素治疗安全吗？

放射性核素发射的射线对肿瘤细胞具有杀伤力，能有效地破坏病变组织，达到治疗目的。放射性核素治疗的靶向性很好，主要集中在病变部位照射，在组织中仅能穿行几个毫米，对周围正常组织影响小，只要是采用规范的治疗方案与剂量，核素治疗是安全、可靠的。

230. 晚期肿瘤患者中骨转移发生率有多少？

恶性肿瘤患者到了晚期，会出现全身各部位的多发转移，其中骨骼也是常见的转移部位。40%～80%晚期癌症患者会出现骨转移，骨转移者有 70%～80%伴有剧烈的骨痛，尤其是晚期肺癌、乳腺癌、前列腺癌及宫颈癌等患者骨转移比较常见。

231. 放射性核素治疗骨转移的效果如何？

放射性核素治疗骨转移是利用放射性核素发出的射线，对骨转移灶进行照射，达到治疗的目的，是一种内照射治疗，可以缓解疼痛、减轻症状、提高患者的生存质量，小部分患者能达到骨病灶好转或消失，甚至延长生命。总的来说，前列腺癌及乳腺癌骨转移的放射性核素治疗效果比其他肿瘤骨转移效果好，镇痛效果可达 80% 以上。

232. 哪些患者适合接受放射性核素治疗？

一般用放射性核素治疗骨转移的患者需要符合下列要求：①临床、病理及各种影像学检查确诊的骨转移癌；②核素骨显像显示骨转移癌有**放射性浓聚**；③骨转移癌所致的骨疼痛，药物治疗、放疗、化疗无效者；④白细胞计数不低于 $3.0×10^9$/升，血小板计数不低于 $90×10^9$/升，血红蛋白不低于 90 克/升；⑤预计患者生存期 >3 个月。

233. 哪些患者不宜接受放射性核素治疗？

在下列情况下不考虑做骨放射性核素治疗：①妊娠及哺乳期的妇女；②化验检查示白细胞计数低于 $3.0×10^9$/升；③血小板计数低于 $90×10^9$/升；④严重肝、肾功能不良；⑤骨显像显示病灶无**放射性浓聚**。

234. 放射性核素治疗骨转移有哪些常见的不良反应？

放射性核素治疗骨转移最常见的不良反应是**骨髓抑制**，表现为白细胞计数、血小板计数或血红蛋白降低。治疗后**骨髓抑制**发生率为 20%～50%，但可以恢复，一般在 12 周内即可恢复到治疗前水平。5%～10% 会出现反跳痛，即给予骨核素治疗后患者出现短暂的疼痛加重，一般发生在给药后 5～10 天，持续 2～4 天，对症镇痛治疗能好转。

235. 什么情况下宫颈癌患者需要射频治疗？

宫颈鳞状细胞癌目前仍以放疗和手术、化疗作为主要的治疗手段。绝大多数患者通过上述治疗手段，可达到消除或缩小癌灶的治疗效果而延长生命、提高生活质量。宫颈癌应用射频治疗有待探讨和临床研究。

（六）癌痛治疗

236. 什么是癌性疼痛？疼痛分几级？

癌性疼痛是由于肿瘤在局部或转移部位侵犯或压迫神经纤维所造成的疼痛。癌性疼痛是肿瘤发生发展中的并发症状，疼痛的性质及范围取决于肿瘤生长的部位及对周围神经侵犯的程度。

疼痛是一种令人不快的主观感受，为了能够客观地评价疼痛的程度、合理地选择镇痛药物治疗及评价镇痛效果，医学上制定了多种评价疼痛程度的方法，以下三种是目前世界范围内通用的评估标准。

（1）数字分级法（NRS）：使用疼痛程度数字评估量表。疼痛程度分为：轻度疼痛（1~3），中度疼痛（4~6），重度疼痛（7~10）。

（2）面部表情疼痛评分量表法：按照面部表情疼痛评分量表，此表用于表达困难的患者，如儿童、老年人，以及存在语言或文化差异或其他交流障碍的患者。

（3）主诉疼痛程度分级法（VRS）：根据患者对疼痛的表述，将疼痛程度分为：

轻度疼痛：有疼痛但可忍受，生活正常，睡眠无干扰。

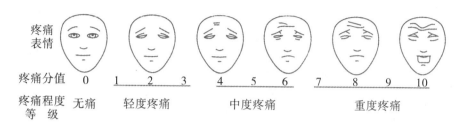

疼痛程度面部表情评分法

中度疼痛：疼痛明显，不能忍受，要求服用镇痛药物，睡眠受干扰。

重度疼痛：疼痛剧烈，不能忍受，需用镇痛药物，睡眠受严重干扰，可伴自主神经紊乱或被动体位（指不能依靠自身力量来调整或变换肢体的位置，处于一种固定而不适的状态）。

237. 如何向医生描述疼痛？

首先应该向医生准确描述疼痛的部位：哪里感到疼痛？哪里疼痛最明显？是否伴随其他部位的疼痛？疼痛部位是否游移不定？其次要告诉医生疼痛发作的特点：是持续痛还是间歇痛？什么因素使疼痛加剧或缓解？一天中什么时间感到最痛？如果是间歇痛多长时间发作一次？最后要向医生描述患者感受的疼痛程度：是轻度、中度、重度还是严重痛？

特别要注意的是，对疼痛程度的诊断应该是依据患者所表述的感觉，而不是医生认为"应该是怎样的程度"。所以正确描述患者的疼痛可以帮助医生对患者进行有效地治疗。

238. 疼痛有哪些伴随症状?

了解疼痛的伴随症状有助于患者及家属正确认识疼痛给患者带来的危害，及时正确治疗疼痛。通常疼痛的伴随症状有以下三个方面：

（1）生理性症状：严重疼痛会导致患者出现恶心、呕吐、心慌、头晕、四肢发冷、出冷汗、血压下降甚至休克。慢性疼痛会引起患者失眠、便秘、食欲差、肢体活动受限等。

（2）心理变化：顽固性及恶性疼痛会使患者感到忧郁、恐惧、焦躁不安、易怒、绝望等。

（3）行为异常：多见于慢性疼痛的患者。不停叙说疼痛的体验及对其影响如何；不断抚摸疼痛部位，甚至以暴力捶打；坐卧不安、尖叫呻吟、伤人、毁物。

239. 什么情况下宫颈癌会出现疼痛?

宫颈癌出现疼痛多见于：①宫颈肿瘤生长迅速，造成宫颈局部紧张牵拉，引起疼痛；②肿瘤压迫宫颈周围神经，对其压迫或刺激引起疼痛；③肿瘤浸润或侵犯血管，局部缺氧引发疼痛；④宫颈肿瘤破溃感染，造成周围组织坏死，可致疼痛；⑤局部肿瘤巨大，压迫膀胱、输尿管或肠道，造成梗阻，可产生疼痛；⑥肿瘤细胞生长过程中产生的一些化学致痛物质引起疼痛；⑦肿瘤细胞侵犯骨质和椎体，引起疼痛；⑧宫颈癌远处转移灶，压迫周围神经诱发疼痛。

240. 宫颈癌疼痛怎么治疗?

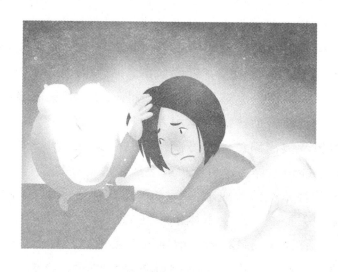

　　宫颈癌痛治疗是在肿瘤治疗基础之上的镇痛治疗，不同阶段采用不同的个体化治疗策略。癌痛治疗的总原则是：①首选口服药；②实施个体化原则；③治疗失眠等伴随症状；④处理不良反应；⑤观察效果并及时总结。药物治疗以疼痛三阶梯药物治疗为基础，如疼痛进展，大剂量镇痛及辅助药物治疗效果差，则应该采取癌痛的介入治疗，也称为癌痛治疗的第四阶梯。对宫颈癌痛来讲，常用的方法是顽固性下腹部及盆腔癌痛的神经阻滞疗法，包括：①硬膜外腔连续给予阿片类药物及局部麻醉药物控制癌痛；②蛛网膜下隙连续给予阿片类药物及局部麻醉药物控制癌痛；③腹腔神经丛阻滞或毁损；④蛛网膜下隙酚甘油阻滞等。

241. 宫颈癌疼痛药物治疗有哪些？会成瘾吗？

（1）常用的癌痛三阶梯药物治疗包括：①第一阶梯：轻至中度癌痛患者应采用非阿片类镇痛药，可合并应用辅助镇痛药，非甾体类抗炎药有阿司匹林、扑热息痛、醋氨酚、双氯芬酸钠等；②第二阶梯：当非阿片类药物不能满意镇痛时，应用弱阿片类镇痛药，主要包括可待因、右旋丙氧酚，可待因效果更好；③第三阶梯：中度和重度癌痛选用强阿片类止痛药，这是在弱阿片类药与非阿片类药及辅助药镇痛作用差时所选用的治疗药，用此类药后大多数患者镇痛满意，但易产生药物依赖性和耐药性，因此连续用药后不能迅速停药，否则可能会产生戒断症状。

（2）躯体依赖性与成瘾两者之间具有明显区别，前者对药物使用并未失去控制，产生躯体依赖性的患者生活质量可以通过用药得到改善；而成瘾患者的生活质量严重受损。对成瘾患者来说，尽管出现不良后果，仍然会继续或者增加药量；然而，产生躯体依赖性的患者会找医生就诊，或者试图通过减少用药剂量处理不良后果。成瘾患者觉察不到或者否认用药导致的不良后果；产生躯体依赖性的患者则关注这些不良后果。

242. 宫颈癌常用镇痛药物有哪些优缺点？

非阿片类镇痛药中，阿司匹林及其他非甾体类抗炎药（NSAIDs）用于治疗早、中期癌痛效果较好，但有广谱的潜在毒性作用，最常见的是抑制血小板聚集引起的出血素质、胃十二指肠疾病（含消化性溃疡）、肾脏损害等，近年来环氧化酶2（COX_2）选择性抑制剂的出现大大减少了以上风险。各类阿片类药物是治疗各期癌痛的主要角色，镇痛效果好，纯激动剂阿片类药物对镇痛作用不具有上限作用，随着剂量的增加，镇痛效果也增加，直到达到满意镇痛，或者患者失去知觉，但阿片类药物易产生药物依赖性和耐药性，因此连续用药后不能迅速停药，否则可能会产生戒断症状。

243. 哌替啶（杜冷丁）是最安全有效的镇痛药？

经常有一些患者会对医生说："我疼得很厉害，吃药没用，我要打杜冷丁。"这种观点是错误的，目前，世界卫生组织已不再推荐使用哌替啶（杜冷丁）作为癌痛患者的镇痛药物。哌替啶的镇痛作用强度仅为吗啡的 1/10，在体内的代谢产物具有潜在**神经毒性**及**肾毒性**。此外，因哌替啶口服吸收利用率差，多采用肌内注射给药，肌内注射使患者注射局部产生硬结和新的疼痛感，不宜用于慢性癌痛的治疗。

244. 非阿片类药吃了不管用，多吃点行吗？

许多患者及家属认为非阿片类药物比阿片类药物安全，可以多吃，并因惧怕阿片类药物成瘾，想尽量避免用强阿片类药物。其实这种想法和做法都不对。非阿片类镇痛药镇痛效果并不与用量成正比，当达一定剂量水平时，增加用药剂量并不能增加镇痛效果，而且药物的不良反应将明显增加，也就是通常所说的天花板效应。阿片类药物如果在医生指导下正确个体化用药，防治药物的不良反应，长期用药对肝、肾等重要器官无毒性作用。与之相比，非阿片类镇痛药长期用药或大剂量用药发生器官毒性反应的危险性明显高于阿片类镇痛药。非甾体类抗炎药是非阿片类药中的一种，其在用药初期大多无明显不良反应，但长期用药，尤其是长期大剂量用药则可能出现消化道溃疡、血小板功能障碍及**肾毒性**等不良反应。大剂量对乙酰氨基酚可引起肝毒性。因此，如果正确使用，一般阿片类镇痛药比非阿片类药更安全。

245. 阿片类药物是治疗癌痛的首选吗？

阿片类药物是最古老的镇痛药，也是迄今为止最有效的镇痛药。世界卫生组织提出："尽管癌痛的药物治疗及非药物治疗方法多种多样，但是在所有镇痛治疗方法中，阿片类镇痛药是癌痛治疗中必不可少的药物。对于中度及重度的癌痛患者，阿片类镇痛药具有无可取代的地位"。在癌痛治疗中对阿片类镇痛药的作用有如此高的评价是缘于这类药物有以下三大特点：

（1）镇痛作用强：阿片类药物的镇痛作用明显超过其他非阿片类镇痛药。

（2）长期用药无器官毒性作用：阿片类药物本身对胃肠、肝、肾器官无毒性作用。

（3）无天花板效应：因肿瘤进展使患者癌痛加重时，或用阿片类药镇痛未达到理想效果时，可通过增加阿片类药物的剂量提高镇痛治疗效果，其用药量无最高限制性剂量。

246. 阿片类药物有哪些不良反应？如出现不良反应要立即停药吗？

阿片类药物常见的不良反应主要为便秘（发生率90%）和恶心、呕吐（发生率30%），其他包括眩晕（发生率6%）、尿潴留（发生率5%）、皮肤瘙痒（发生率1%）、嗜睡及过度镇静（少见）、躯体和精神依赖（少见）、阿片过量和中毒（少见）、精神错乱及中枢神经不良反应（罕见）。除便秘外，其他不良反应一般出现在用药初期，数日后患者都会逐渐耐受或自行消失。出现便秘者可采用对症治疗，不影响患者继续用药。在医生正确指导下用药，其他少见和罕见的不良反应可减少或避免发生。所以患者不必担心阿片类会发生严重不良反应而停药。

247. 害怕增加阿片类药物剂量，部分缓解疼痛就可以凑合了？

有些患者因害怕药物成瘾而不敢增加阿片类药物剂量，造成用药剂量不足，这样会导致镇痛不足，长期疼痛刺激将使疼痛进一步加重，形成神经病理性疼痛等难治性疼痛，形成恶性循环。对于癌症患者，疼痛治疗的主要目的应该是根据患者具体情况合理、有计划地综合应用有效镇痛治疗手段，最大限度缓解癌痛症状，持续、有效地消除或减轻疼痛，降低药物的不良反应，最大限度地提高患者的生活质量。理想的镇痛治疗应该是使患者达到无痛休息和无痛活动，消除疼痛是患者的基本权利，所以每个癌痛患者都不应该忍受不必要的疼痛，要相信疼痛是可以控制的，要在医生的指导下最大限度地缓解疼痛。

248. 癌痛患者在接受其他抗肿瘤治疗的同时可以使用镇痛药吗？

许多癌症患者在进行化疗、放疗、手术治疗或其他抗肿瘤治疗的过程中出现疼痛，这些患者通常会担心镇痛药会影响抗肿瘤治疗的效果而尽量忍受疼痛。目前的研究显示镇痛药对其他抗肿瘤药没有不良影响，良好的镇痛可以有助于患者顺利完成其他抗肿瘤治疗。

249. 一旦使用阿片类药就不能停止，需要终身用药吗？

一些服用了阿片类镇痛药的癌痛患者接受化疗、放疗、手术治疗或其他抗肿瘤治疗后，肿瘤得到了控制，疼痛明显减轻，这些患者想知道镇痛药是否可以停止服用，答案是只要疼痛得到满意控制，可以随时安全停用阿片类镇痛药。吗啡日用药剂量在 30～60 毫克时，突然停药一般不会发生不良反应。长期大剂量用药者，突然停药可能出现戒断综合征。所以长期大剂量用药的患者应在医生指导下逐渐减量停药。

250. 长期服用阿片类药物有最大剂量的限制吗？

阿片类药物是目前发现镇痛作用最强的药物，并且没有"天花板效应"，镇痛作用随剂量的增加而增强，因此，并不存在最大或最佳剂量。对每位患者而言，最佳剂量是最有效的镇痛作用和可耐受的毒副反应。所以，只要镇痛治疗需要，都可以使用最大耐受剂量的阿片类镇痛药，以达到理想缓解疼痛。

251. 两个长效阿片类药物能一起吃吗？

首先要告诉患者这是不规范用药，没有任何一个权威《癌痛诊治指南》中推荐这样用药。其次，也没有必要这样做，在医生指导下可以通过增加单一阿片类药物的剂量来实现良好的镇痛效果。此外，还要告诉患者合用长效阿片类药物是有害的，两种长效类阿片药物作用机制相似，药理作用叠加，不良反应发生的种类有可能会增加，机率会增大，用药剂量不容易掌控，容易过量，一旦过量，出现的不良反应难以处理。

252. 口服阿片类控释片控制疼痛趋于稳定，但有时会出现突发性疼痛怎么办？

突发性疼痛也叫暴发痛，是指在持续、恰当控制慢性疼痛已经相对稳定基础上突发的剧痛。突发性癌痛常常被患者诉说为无规律性、散在发生、急性发作、持续时间短、瞬间疼痛加剧、强度为中到重度，可以超出患者已控制的慢性癌痛水平。暴发痛可以是与原发性疼痛一致或者感觉完全不同的阵发性疼痛。暴发痛可以因不同诱发因素而发作（与肿瘤相关、与治疗相关、伴随的其他疾病），病理生理机制也可能不同（伤害性疼痛、神经源性疼痛、复合性疼痛）。暴发痛可以干扰患者的情绪、日常生活（睡眠、社会活动、生活享受等），对疼痛的总体治疗产生了负面影响。所以，及时治疗暴发痛非常有必要。患者要告诉医生存在突发痛而不要因为暴发痛持续时间短而忍受疼痛。目前，治疗暴发痛的主要方法为在医生的指导下使用合适补救剂量即释或速释型阿片类药物，并根据暴发痛的原因合理应用辅助药物等。

253. 癌痛患者如果合并神经病理性疼痛怎么办？

神经病理性痛是由于神经系统损伤或者受到肿瘤压迫或浸润所致的一种难治性疼痛。患者在服用阿片类镇痛药的同时应根据疼痛的不同表现联合应用其他辅助药物。表现为烧灼样疼痛的患者应加服三环类抗抑郁药，如阿米替林、多虑平等；表现为电击样疼痛的患者应加服抗惊厥药，如加巴喷丁、卡马西平等。

254. 对癌痛患者进行心理治疗有什么意义?

癌痛的顽固和持续存在,使之比其他任何症状更易引起患者的心理和精神障碍、抑郁、焦虑等不良情绪能明显加重疼痛的感知和体验,所以在控制癌痛的同时引入心理和精神治疗越来越受到人们的关注。心理治疗是通过宣传教育,医生、患者、家属间的交流,让患者获得有关知识,采用转移注意力、放松训练、精神治疗等方法引导患者正确看待身体的感觉和现实,纠正错误认识,改善或重建对现实问题的看法和认识,改变身体对疼痛的反应,增强患者的治疗信心,对有效地控制癌痛起到很好地辅助作用。

(七) 中医治疗

255. 中医在治疗宫颈癌中有哪些优势?

手术、放疗、化疗在中医看来皆是祛邪的手段,这些治疗方法在最大程度减少早、中期肿瘤负荷,杀灭癌细胞的同时,不可避免地会损伤正气,使患者免疫功能受损、抵抗力下降。中医认为宫颈癌属于正虚邪实的疾病,治疗过程中强调整体观念、辨证论治,一方面要"扶正",一方面要"祛邪",重在扶正固本,兼以祛邪。虽然中医药直接抗癌作用不显著,但能够减轻放、化疗引起的恶心、呕吐、食欲差、乏力、脱发、白细胞减少、免疫功能下降等不良反应,改善宫颈癌患者症状、提高生存质量、延长生存期。现代中药药理研究发现许多中药正是通过调节肿瘤患者的机体免疫功能达到抑制肿瘤的目的,特别是补益类及活血类中药。在宫颈癌的治疗中,中西医各有优势,不能互相替代。

256. 中医治疗宫颈癌也有抗癌药物吗？

宫颈癌以肝肾亏虚、冲任失调为本，多由肝郁气滞、湿热下注、瘀毒结聚于子宫而成。扶正祛邪是恶性肿瘤的治疗大法。在扶正的基础上，必须给予疏肝理气、清热利湿、解毒化瘀药物以抗癌。中药里包括多种具有抗癌功效的药物，青皮、陈皮、柴胡、夏枯草、玫瑰花、香附等是疏肝理气常用药物，黄柏、苦参、大蓟、龙葵、蛇莓、萆薢、土茯苓、金钱草、白花蛇舌草、半枝莲等为清热利湿常用药物，大黄、穿山甲、土鳖虫、三七粉、水蛭、莪术、三棱、五灵脂等是化瘀解毒常用药物。上述药物都具有一定的抗癌功效，但部分药物具有一定毒性，需要在医生指导下使用。目前，宫颈癌确定的治疗方法是手术和放、化疗，中医只起辅助治疗作用。

257. 中医药配合放、化疗能同时进行吗？

许多患者和家属会有这样的疑问：中药与放疗和化疗药物会不会有冲突、会不会影响放、化疗的效果、它们能同时进行吗？多年来，大量的临床实践告诉我们，中医药与放、化疗之间不会发生冲突，截至目前也没有患者因为接受中医药治疗而降低放、化疗效果的报道。中医治疗是肿瘤综合治疗方法之一，适用于肿瘤患者治疗的各阶段。在不同阶段，中医药扮演不同的角色、发挥不同的作用。放、化疗期间，西医治疗方法是抗肿瘤治疗的主力军，其治疗本身具有很强的"杀伤力"，不仅能够杀死、抑制肿瘤细胞，对人体正常的细胞也会带来不同程度的损伤，表现为骨髓功能、消化系统、神经系统等的不良反应。此时中医治疗处于辅助地位，侧重于为放、化疗"保驾护航"。通过益气扶正、填精养血、调理脾胃等治疗方法，改善或减轻患者乏力、失眠、恶心、呕吐、食欲减退、便秘、手足麻木、**骨髓抑制**等不良反应和症状，目的在于使患者的放、化疗得以较顺利的进行，所以并不以抗肿瘤为主要治疗方向。放、化疗结束以后，中医药从辅助地位转变为主力地位，不仅要继续扶正、调和脾胃，还需要同时加强抗肿瘤治疗的力度。应该强调的是，中医药治疗通常需要维持治疗一段时间才能获得一定效果。

258. 中医药治疗肿瘤的基本治法是什么？

《内经》提出"正气存内，邪不可干"的观点。从中医角度看，疾病的发生，特别是恶性肿瘤的发生与正气虚弱关系十分密切。古人认为"壮人无积，唯虚人则有之"，表明古人很早就认识到正气虚损是肿瘤形成的基本病机。现代医学也认为人体自身的免疫功能的强弱与肿瘤发生发展关系紧密相关。"扶正固本"是中医治疗肿瘤的关键，无论某种恶性肿瘤的病位、病性如何，扶正固本是治疗的重中之重，贯穿于治疗全过程。临床中，分析不同脏腑的虚损状况，辨别阴阳气血的盛衰，进而根据病程长短、病情轻重、体质、年龄、性别、季节等因素，综合调治。古人云"形不足者补之以气，精不足者补之以味"，针对不同的虚损情况采用不同的补益方法，才能真正取得补益、滋养的效果。中医认为四时百病以胃气为本，脾胃为后天之本、生化之源。脾胃强弱与否影响到全身脏器功能之盛衰。扶正补益时不仅要补肾还要健脾，能多进饮食，自然能化生气血津液。

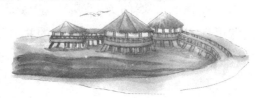

259. 有哪些常用的滋补食物？

食疗所用的食物以平性居多，温热性次之，寒凉性食物最少。常用的平性食物有赤小豆、黑豆、木耳、百合、莲子、菜花、土豆、鲤鱼、山药、桃子、四季豆等；温热类食物有牛肉、羊肉、鸡肉、虾肉、蛇肉、黄豆、蚕豆、葱、姜、蒜、韭菜、香菜、胡椒、红糖、羊乳等；凉性食物有猪肉、鳖肉、鸭肉、鹅肉、菠菜、白菜、芹菜、竹笋、黄瓜、苦瓜、冬瓜、茄子、西瓜、梨、柿子、绿豆、蜂蜜、小米等。药粥是食疗的重要方法之一，简便易行，效果卓著。常选用粳米或糯米为原料，二者具有健脾益气、滋补后天的作用，常常与山药、龙眼、大枣、莲子、薏米等可食用的中药同煮成粥，不仅增加补养脾胃的功效，而且能够增添药粥的色、形、味。气虚者，可以选用党参、黄芪、茯苓、薏米、大枣、莲子等药物；阴虚者，可以选择太子参、石斛、枸杞、百合、荸荠等药物；胃热者可以选用竹叶、生地、麦冬、白茅根等药物。

260. 冬虫夏草、海参等营养品对肿瘤患者有益吗？

冬虫夏草作为一种传统的名贵滋补中药材，既不是虫也不是草，是麦角菌科真菌。冬虫夏草寄生在蝙蝠蛾科昆虫幼虫上的子座及幼虫尸体的复合体。虫草体外提取物具有明确的抑制、杀伤肿瘤细胞的作用。中医认为冬虫夏草性味甘、温，归肺、肾经，功能补虚损、益精气，又能平喘止血化痰。冬虫夏草药用价值很高，具有阴阳双补的特点，尤其擅长补益肺、肾两脏，药性较平和，除了感冒、有实热等情况外，普通人群多数都可服用，且全年均可服用，以冬季最佳。传统服用方法是煎煮内服，可以入丸、散，或研末食用，也可以泡酒、煲汤、煮粥服用。需要强调的是，无论哪种方法均应连渣服用，最大程度保证有效吸收。海参是常用的食疗补品，主要作用是益精养血、补虚损，常常被当做术后、产后、久病等身体虚弱者的营养品使用，其营养价值较高，也具有一定的药用价值，肿瘤患者可以服用，但不建议大量、长期服用。肿瘤患者在正常饮食能够得到保证的情况下，间断服用海参即可。需要注意的是，急性肠炎、感冒、平时大便溏泄者不适宜食用海参，避免加重病情或者使疾病迁延不愈。

261. 肿瘤患者放、化疗后练习气功是否有益？

气功是具有广泛群众基础的养生保健锻炼方法，也是传统中医药学的重要组成部分。无论哪种功法，都强调练习时要充分放松身体和情绪，注重呼吸、意识的调整，与身体活动保持协调，有利于调节生理功能、减轻心理压力，这一点对于肿瘤患者的治疗康复来说是有益的。需要特别注意的是，要在各类气功中正确选择动作幅度较小、难度不大的功法，切忌练习体力要求较高、动作繁复，以免加重身体负担。

262. 针灸可以治疗宫颈癌根治术后并发的尿潴留吗？

由于宫颈癌根治术切除范围较广泛，手术往往累及骨盆内诸多脏器、神经、血管，导致术后气血亏虚，膀胱经脉瘀阻、功能失常。术后精气耗伤，下焦虚损伤及脾肾，膀胱开合失度，故而尿液潴留。针刺经穴可疏通膀胱经气，恢复膀胱疏泄功能，通利小便。已有现代研究证实针灸能引起膀胱收缩，对促进神经损伤后的再生有确定疗效，能明显促进运动神经元树突长度的恢复，使树突的数量增加。常用穴位有中极、关元、气海、三阴交、水道、膀胱俞、阴陵泉、足三里等，治疗以调理膀胱气化，通利小便为主，扶正祛邪兼顾。灸法是对针法的重要补充，具有温经散寒，扶阳固脱的作用，灸法的配合对辨证属虚的患者至关重要，常用穴位有关元、气海、中极、足三里等。

263. 中医如何治疗宫颈癌放疗后导致的急性放射性肠炎？

肿瘤患者本来就正气不足、气血失和，宫颈癌患者多以脾肾不足为根本病机，加之射线照射，热毒灼伤肠道更加伤阴耗气。肠道局部气血循行受阻，营养物质不足以濡养经脉，热邪伤络动血，就会出现腹痛、泄泻、便血等症状。急性放射性肠炎多属虚实夹杂，以脾虚为本、湿热为标；病久迁延，转为慢性，则以肾气亏虚为主。放射性肠炎可采用中药口服配合药物外用的方法治疗。内治当健脾化湿、清热解毒、调和气血。常用党参、白术、白扁豆、山药、芡实、甘草等药健脾益气；以薏苡仁、茯苓、佩兰、陈皮、半夏等药渗化湿浊；以马齿苋、败酱草、黄芩、白屈菜、白头翁、马尾连等清热解毒；用芍药、木香、当归、槐花、枳壳、川芎等药调和气血。外治可用中药煎剂熏洗，保留灌肠能够使药物直接作用于肛门或肠道病变局部，其治法与内服汤药同理，常以燥湿解毒凉血立法。常用药物有苍术、黄柏、白及、鸡血藤、银花藤、防风、白芷、白头翁、紫草、炙甘草等。

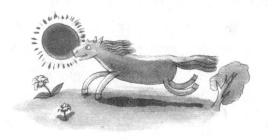

（八）其他治疗

264. 什么是免疫治疗？免疫治疗对宫颈癌有效吗？

免疫治疗包括免疫细胞的治疗和药物的治疗，免疫细胞的治疗是指把患者的细胞从血里面分离出来，在体外用一些细胞因子，使它变成一种杀伤细胞，再回输到血液中去，这种杀伤细胞可以识别肿瘤细胞进行杀伤。还有一种给患者直接用一些免疫制剂，如干扰素、白介素-2 等，都是免疫治疗。免疫治疗指的是刺激人体自身免疫系统抵抗癌症的治疗方法。免疫系统是人体抵抗疾病的自身防卫系统。免疫疗法也叫生物反应修正剂或生物疗法。

免疫治疗在子宫颈癌的治疗中，目前尚处于探索阶段。研究人员正在进行人类乳头状瘤病毒（HPV）疫苗治疗子宫颈癌的临床试验。理论上免疫治疗可作为宫颈癌主要治疗方法的辅助治疗，随着细胞生物学、分子生物学及生物工程技术的迅速发展，癌症的免疫治疗将取得重大突破。

265. 什么是生物治疗？在宫颈癌患者的术后辅助治疗中效果如何？

生物治疗是一个广泛的概念，涉及一切应用生物大分子进行治疗的方法，种类十分繁多。从操作模式上分为非细胞治疗和细胞治疗。生物治疗的前沿技术有生物细胞免疫治疗、基因治疗、癌症干细胞靶向治疗等。宫颈癌患者术后，首先要听取医生的建议，是否补充放疗或化疗，对于那些不需要补充放疗或化疗的患者，终生密切随诊仍是重点。术后辅助生物治疗是否有利于患者，目前尚无定论，但可以肯定的是随着生物治疗的不断进展，它用于宫颈癌的治疗将有很大潜力。

266. 如何提高宫颈癌患者的免疫力？

免疫力是人体自身的防御机制，是人体识别和消灭外来侵入的任何异物（病毒、细菌等）；处理衰老、损伤、死亡、变性的自身细胞以及识别和处理体内突变细胞和病毒感染细胞的能力。宫颈癌患者提高免疫力要注意：①保持良好的生活和作息习惯；②饮食需要均衡营养；③培养多种兴趣，科学锻炼，心理健康乐观；④在医生的指导下，有些患者可进行医学免疫调节或治疗，如注射胸腺肽等免疫制剂。

（九）正在探讨的治疗方法及有关报道

267. 保留生育功能的宫颈癌手术新技术适合哪些患者？

传统宫颈癌根治术，切除范围包括子宫、部分阴道、宫旁组织、双侧卵巢及输卵管以及盆腔**淋巴结清扫术**，因为手术切除了子宫及双卵巢，术后无法保留生育功能。而根治性宫颈切除术，切除范围包括宫颈、部分阴道、宫颈旁组织及盆腔**淋巴结清扫术**，因为手术保留了子宫体、卵巢及输卵管，因此保留了生育功能。这个手术方式是1994年法国医生首先发明的，最开始采用的是腹腔镜盆腔**淋巴结清扫术**+经阴道广泛宫颈切除术。手术步骤是首先进行腹腔镜盆腔**淋巴结清扫术**，对可疑转移的淋巴结送冷冻病理检查，如果无转移，则可行下一步经阴道宫颈及宫颈肿瘤、宫颈旁组织切除。但如果淋巴结有转移，则放弃保留生育功能。所以并不是所有的宫颈癌患者均可保留生育功能。

选择此手术方式需要：①患者强烈要求保留生育功能；②没有导致生育能力受损的其他原因；③临床分期为Ⅰb₁期之前，宫颈肿瘤直径小于2厘米；④原发肿瘤位于宫颈阴道部，无子宫体及宫旁浸润的证据；⑤无盆腔淋巴结转移。术后需要密切**随访**，在医生指导下，可在术后6~12个月考虑妊娠。但有时，术前根据查体及影像学检查无法确切估计宫颈肿瘤及淋巴结转移情况，有可能术中才能确定是否能够采用此术式。据报道行此手术后，要求保留生育功能的患者妊娠率可达到56%。但术后因为宫颈口松弛，有可能引起流产，初期流产率就达到15%，还有一部分早产。为了预防早产和流产，术后最后一步可行宫颈环扎术。

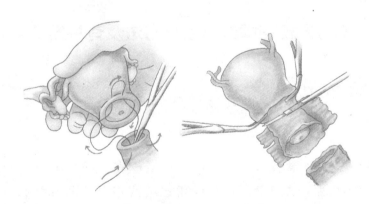

根治性宫颈切除术手术示意图

268. 宫颈癌新的手术技术能否改善患者生活质量？

宫颈癌根治性手术是早期宫颈癌的主要治疗方法，5年存活率可达到80%~90%。但是广泛的宫颈癌根治性手术损伤了支配膀胱、直肠及性功能的盆腔自主神经，术后出现膀胱、直肠功能紊乱及性功能下降，使患者术后生活质量下降。宫颈癌患者越来越年轻化，对术后生活质量越加重视。为了提高患者术后生活质量，提出了保留盆腔自主神经的宫颈癌根治性手术。这种手术就是在进行宫旁组织切除时对支配膀胱、直肠及性功能的盆腔自主神经进行详细解剖。研究发现，保留神经的宫颈癌根治性手术后患者膀胱功能恢复时间较前明显提前，提高了患者的术后生活质量。并且5年生存率较传统的宫颈癌根治性手术无明显变化。但是，保留神经的宫颈癌根治性手术，解剖复杂，与传统手术相比，延长了手术时间。对此，中国医学科学院肿瘤医院专家提出保留神经平面的宫颈癌根治性手术。这一手术中，支配膀胱、直肠及性功能的盆腔自主神经平面被完整保留，术后患者膀胱功能及直肠功能较传统手术有很大的改善，并且缩短了手术时间。随着腹腔镜手术的发展及患者的高要求，腹腔镜下保留神经平面的宫颈癌根治术成为今后发展的趋势。

269. 为什么需要新药？

"有病吃药"这是常说的一句话，而且"对症下药"病才有可能治好。但是在癌症的治疗过程中，即使"对症下药"了，病还不一定能治好。因为，癌细胞太顽皮、太狡猾了，它们适应环境的能力非常强，就跟老鼠似的。它们是从我们自己身体中叛变出来的敌人，会根据曾经杀伤过它的各种手段来改变自己，使自己不被再次攻击，这也就是医生常说的"耐药"。

新药就是以前没有用过的药，癌细胞还不认识它们。我们要不断研制新药来杀死癌细胞，直到把它们从我们身体中彻底消灭，我们才得以健康生存。

270. 什么是抗肿瘤新药临床试验研究？

对于任何一种药物，都要了解最重要的安全性和有效性。在临床使用时才有把握。怎么才能了解药物是否安全和有效呢？就必须要通过该药物的临床试验研究。药物的临床研究项目越多，研究结果越丰富，对了解这些药物就越有利。这也就是说，每个药品都是经过"考试"合格后才能够进入临床使用的，因此临床试验研究是每个在市场出售的药品必须经过的一关。

抗肿瘤药物都必须要经肿瘤患者试用。一个全新的抗肿瘤药需要进行 20 项左右的临床前研究，在进入人体临床试验之前，要先在动物体内进行各种药物代谢、毒理方面的研究，然后才能在人体上经过 I ~ III 期的临床试验。如果临床研究结果证明该药是安全、有效的，它才能走上市场，为其他患者使用。

271. 抗肿瘤新药是怎么研发出来的？

新药的研发是一个十分复杂的过程，但简单来说可以分为临床前研究和临床研究。临床前研究包括从药物筛选开始到进行各种动物实验，一般要进行药理实验、急性毒性实验、长期毒性实验、**药代动力学**实验、致畸实验、致癌实验、过敏实验等，能够在动物体内得到的试验数据都会在实施人体试验前完成。这些动物实验不仅在小动物如小鼠、大鼠身上做，还要在大动物身上做，如比格犬、恒河猴等。动物实验资料要送到国家食品药品监督管理部门，经过严格的审批后才可能得到进入临床研究的批文。从药物筛选到进入临床研究只有百分之几的成功率，仿制药或改良的药物成功率会高一些，但会受到知识产权方面的限制。

在我国进入临床试验的新药都必须有国家药监部门正式批件，文件号可以通过正常途径查到，临床实验在与患者签署的知情同意书中一般都要注明这个批文号，以证明这项试验的合法性。一个新药需要进行三个期别（Ⅰ、Ⅱ、Ⅲ期）的多项临床研究，这期间一般需要 500 位以上的患者参与临床试用。

272. 一个新药的研发需要多长时间？为什么？

由于新药的每项临床研究都需要按照试验方案进行，对需要观察和研究的病种或瘤种有严格的入选标准和排除标准，每位患者必须是自愿参加试验，这样在试验进行期间就需要很长的时间才能收集到足够的病例数。Ⅰ期和Ⅱ期临床试验分别需要大约 2 年，Ⅲ期临床试验也需要 2~3 年，加上每个期别之间还要得到国家药监部门的审批，在顺利的情况下一般需要 7~10 年才能完成。如果在新药探索期间不顺利，就需要更长的时间。新药在实验的任何一个阶段都有被淘汰的可能性，所以一个新药的诞生就像一个新生儿的孕育和出生一样，需要经过精心的设计和实施，中间如果出现任何问题都可能使它不能面市，惨遭淘汰的命运。

273. 如何能够参加新药临床研究？

大家都知道手机、电脑等产品最先进的型号都在实验室里。抗癌新药也是如此，最新的好药都在临床试验中。因此，参加临床研究可以是肿瘤患者，尤其是晚期肿瘤患者的一种有利的选择，特别是对多种治疗失败后，参加临床研究可能是更有希望的选择。

参与临床研究最重要的是信息，这些信息可以通过在医院就诊时询问医生、留意贴在走廊上的招募广告、向专门开展新药临床研究的部门了解，也可以通过网络寻找。抗癌新药的临床试验都是与治疗相结合的，实验工作者与自愿参加实验者都要根据实验方案的要求进行双向选择，才能确定。

274. 什么是Ⅰ期临床试验？

Ⅰ期临床试验是检验新药对正常健康人及患者是否有毒性或其他害处的临床试验，包括初步的临床药理学研究、人体安全性评价试验及**药代动力学**试验，为制定给药方案提供依据。人体安全性评价通过耐受性试验来完成，主要目的是初步了解试验药物对人体的安全性情况，观察人体对试验药物的耐受及不良反应。**药代动力学**试验是要了解人体对试验药物的吸收、分布、代谢、消除等情况。

275. 什么是Ⅱ期临床试验？

Ⅱ期临床试验是检验新药是否有效的临床试验。其目的是初步评价试验药物对目标**适应证**患者的治疗作用和安全性，也包括为Ⅲ期临床试验研究设计和给药剂量方案的确定提供依据。Ⅱ期临床试验需多数会做两组人群对照的试验，即参加试验的人群分为试验药组与对照药组或安慰剂组，两组对照确定试验药的疗效，但有的Ⅱ期试验也会只设一个试验组，单独看这个药物的疗效，然后把这个疗效与已有的资料进行对比，这样的试验设计所需例数比较少。

276. 什么是Ⅲ期临床试验?

Ⅲ期临床试验是检验新药的最适剂量、用法、安全性及治疗作用的确证阶段。其目的是进一步验证药物对目标**适应证**患者的治疗作用和安全性,评价患者受益与风险的关系,最终为药物注册申请的审查提供充分的依据。

277. 什么是Ⅳ期临床试验?

Ⅳ期临床试验为新药上市后由申请人进行的应用研究阶段。其目的是考察在广泛使用条件下的药物疗效和不良反应、评价在普通或者特殊人群中使用的患者受益与风险关系等。是在药品说明书指导下用药的临床研究,用以补充Ⅱ、Ⅲ期临床研究中未观察到的不良反应,尤其是老年人、肝肾功能较差患者、心血管疾病患者等特殊人群用药后可能产生的不良反应,而这些人群在前面的临床研究中都是被排除的。

278. 什么是临床研究中的知情同意?

为了保护受试患者参加临床研究中的权益、使他们了解研究药物的性质及试验的过程,我国和国际上都建立了相应的《新药临床研究质量管理规范》简称 GCP 规范。要求所有临床研究都必须通过伦理委员会审批,审批的内容包括临床研究方案、知情同意书等。知情同意书是为参加临床研究的受试者(健康志愿者及患者)提供的一份书面文件。参加临床研究之前,研究者(临床医生)会就这份告知书的内容向受试者讲解,其中包括临床研究的内容、背景、新药的作用机制、已经获得的临床研究结果、将要开展的临床研究内容、受试者可能面临的风险、可能得到的受益等，最重要的是受试者必须是自愿参加的，而且随时可以退出，受试者的隐私是得到保护的。受试者和（或）患者可以在医生进行知情同意谈话时充分提问并应当得到答案，患者在自愿的情况下签署知情同意书，同时可以保留这份同意书。签署知情同意书后就意味着参与了临床研究。作为受试者，如果愿意参与临床研究，就应当积极配合医生（研究者），包括及时向医生通报自己的感受、不适，及时到医院就诊，进行各种检查，在家中服药时要认真记录服药情况，填写患者日志，有时还要定时测量血压等。这些内容都是临床研究中需要观察的安全性资料，这些对于评价一个药物的安全性和有效性极为重要。患者在参与临床研究时，也是临床研究的重要成员了，他是整个研究组的观察对象，会得到所有研究者的关心和照顾，因此，配合临床研究工作也是受试者的义务，受试者有责任把自己的真实情况告诉医生，以便医生评价，并对治疗做出正确的决定。

如果患者疾病进展了，或者医生认为他已不适合留在研究中，医生会终止研究，并且为他提供其他治疗方案，这时受试患者要服从研究医生的决定。还需要注意：在知情同意书中通常有两个联系方式，一个是研究医生的电话，一个是伦理委员会的电话，受试患者有关于研究或医疗方面的问题，可以打电话给研究者，如果有关于受试者权益方面的问题，可以与伦理委员会联系，将会得到相应的解答。

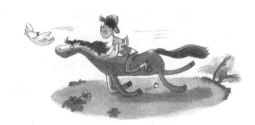

四、复查与预后篇

279. 早期宫颈癌手术后，还用复查吗？

癌症之所以称为恶性，其中一个原因就在于治疗后会复发、转移。作为恶性肿瘤之一的宫颈癌，当然也存在复发和转移的风险。手术治疗效果虽然好，但术后复发的患者并不少见。即使是早期宫颈癌手术切除了肿瘤，据统计，仍有 5% ~ 20% 患者复发，绝大多数发生在手术后的 2~3 年内。有些复发患者刚开始没有任何症状，而是在检查时可以发现异常的指标或影像学表现。这些患者如果没有定期复查，而是等到不舒服去看病时，往往复发的肿瘤比较大、更难控制，生存也受到影响。因此，手术后患者不仅要按照医嘱定期复查随诊，而且在手术治疗刚结束的前几年，复查要更频繁、更有计划、更全面。

280. 宫颈癌患者治疗结束后多久开始复查？需做哪些检查项目？多长时间查一次？

一般来讲，宫颈癌治疗结束后 3 个月即开始第一次复查。

复查时，患者门诊挂号就诊。医生会询问患者近期有什么不舒服，结合既往病历资料，确定复查内容，并进行常规查体及妇科专科检查，包括宫颈、阴道细胞学检查。一般医生会同时开出需要的化验单和影像学检查单，包括超声、胸片，必要时会根据病情建议患者进行 CT、MR 或 PET-CT 检查。注意，以上复查时间及复查内容并不是绝对的。医生会针对每位患者的情况制订各自的复查方案，患者下一次复查时间以医嘱为准。

前两年每3个月复查一次，第3~5年每4~6个月复查一次，以后每年至少复查一次。

281. 有人说，宫颈癌治疗后5年就安全了，不用再复查了，是这样吗？

5年的期限在各种恶性肿瘤中非常多见，这和恶性肿瘤患者的生存期长短有直接关系。为了评价肿瘤的恶性程度和治疗效果，人们根据以往的治疗经验，制订了5年生存率等指标。但是，5年并不是一个绝对的安全界限，"熬过5年就没事了"，这种说法是不科学的。

对于宫颈癌而言，据世界各个国家的资料报道，80%以上的复发发生在初次治疗后的前2~3年内，5年后复发率确实明显降低。但是，即使如此，仍有5%~10%的患者是在5年之后复发。如果能定期复查，早期发现肿瘤复发，病情控制的可能性更高，而且，5年后患者既往治疗对身体的影响很小，在复发治疗方案上会留有更多的选择余地。

282. 还没到下次复查时间，出现哪些不适需要及时就诊？

有时候，患者劳累、情绪激动、生气后，会有一些不舒服。这种情况多发生在两次常规复查之间。如果不舒服的症状逐渐加重或持续不缓解，就有必要来门诊复查，明确这种表现是否与复发有关系。

宫颈癌复发和转移的常见部位包括阴道、宫颈局部或子宫体（放疗患者）、盆腔、淋巴结、肺、肝等。可以表现为阴道流水或流血、疼痛（如腹痛、腰痛、腿痛）、腿肿、咳嗽、胸闷、憋气等。有时患者会自己摸到脖子上或大腿根部固定不动的结节。

需要注意的是，上述表现并没有特异性，也就是说出现了上述症状，不一定就是肿瘤复发。所以，当出现上述情况时，最好及时就诊，由医生进行检查，协助判断是否是肿瘤复发更为稳妥。

283. 宫颈癌治疗总体效果怎么样？

宫颈癌是仅次于乳腺癌的女性第二大常见恶性肿瘤，据报道，每年全世界约50万新发宫颈癌患者被诊断，80%以上的宫颈癌患者在发展中国家。在我国，随着宫颈癌**筛查**工作的推广，大大降低了宫颈癌的发病率和死亡率，晚期患者的比例也明显下降。自20世纪70~90年代，我国宫颈癌的死亡率下降了约69%。

宫颈癌患者的存活时间与多种因素有关，其中临床分期、肿瘤分级、淋巴结转移是公认的重要影响因素，晚期、分化差、有淋巴结转移的患者相对生存时间短。其他一些因素，如肿瘤体积、病理类型、接受治疗是否正规等也有关系。据统计，早期宫颈癌患者的5年生存率为80%~90%，晚期患者则不足50%。

284. 晚期宫颈癌的治疗效果一定比早期差吗？

宫颈癌患者生存时间与多个因素有关，其中最重要的有临床分期、肿瘤分级、淋巴结转移，另外还有肿瘤体积、宫颈间质浸润程度、病理类型、治疗规范程度、患者体质等多个因素。在其他因素完全相同的情况下，统计结果显示，晚期宫颈癌患者的生存要比早期患者差。简单点说，就是其他情况都一样的时候，理论上讲，早期患者生存期更长，活得长的机率更高。但是，世界上没有完全相同的两个人，人和人之间存在差异。这种理论上的结论不能百分百预测每个人的情况。临床上也不乏晚期患者长期存活的例子。

目前世界上的统计结果是晚期宫颈癌患者的 5 年生存率不超过 50%，但是，有相当一部分患者超过了 5 年。因此，当得知病情为晚期时就直接放弃治疗是不正确的。相反，晚期宫颈癌患者更应该规范治疗，争取最多的机会。

285. 宫颈癌患者治疗结束后吃什么好？有忌口吗？

"忌口"是中医药学中的一个理论。中医讲究五行、饮食的温寒凉热，有相生相克的说法。由此产生忌口这个词汇，意思是最好不要吃什么食物，以免和药材中的某些成分相冲突。这和中药没有经过提纯有一定的关系，西医是不存在忌口这个词汇。西药是直接提纯的成分或是化学合成的药物，是单一的，部分药物和其他药物之间有明确的相互作用，但是一般和食物没有冲突。宫颈癌患者的饮食讲究营养充分、均衡。不能完全吃素，因为单纯素食往往不能补充人体必需的三大物质之一——蛋白质。也不能单纯吃所谓的补品，这样营养未必充足或者品种单一。即使正常人，也不建议上述两种饮食，更何况肿瘤患者。

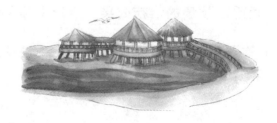

286. 宫颈癌治疗后感冒了怎么办？吃药会有影响吗？

许多癌症患者出现常见的内、外科疾病的时候，往往会担心这些疾病影响肿瘤复发。就诊的时候，有些医生也会有顾虑。实际上，这种担心是不必要的。肿瘤的复发与常规药物的使用一般没有关系。常见病，无论是内科还是外科，尤其是内科病，处理原则是统一的，没有区别。相反，想要"撑一撑挺过去得了"，这种想法是不可取的。如果小病不及时处理，就有可能变成大病，进而影响患者身体素质，对肿瘤的治疗有害而无利。

287. 为什么宫颈癌患者需要定期查血，查哪些项目？

如前所述，宫颈癌存在复发和转移的风险。在复发早期，患者经常没有不舒服的表现，但是，抽血化验、细胞学检查、影像学检查可以及时发现微小的复发病灶。在复发刚刚冒头、肿瘤比较小的时候就开始治疗，效果当然比出现了症状、肿瘤变大后才治疗要好。

复查时，医生会根据患者以前治病的情况和前几次检查的情况确定复查的方案，并根据此次检查结果告知患者下次检查的时间。一般来说，检查项目包括前面所说的常规查体、妇科查体、抽血化验、细胞学检查、影像学检查。其中，前两年一般会每3~6个月复查一次，第3~5年每6个月复查一次，以后每年复查一次。可能每次复查都进行超声检查，或者医生根据病情进行CT、MR 或 PET-CT 检查。胸片一般每年检查一次。

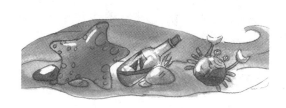

288. 肿瘤标志物高于正常值，一定是复发转移了吗？

宫颈鳞癌常用的肿瘤标志物是SCC，是目前临床上用于宫颈鳞癌诊断、**随访**的重要指标，尤其在早期发现肿瘤复发方面有重要的临床应用价值。类似的，宫颈腺癌患者的肿瘤标志物有CA125、CA19-9等。但是，这些肿瘤标志物并不具有绝对的特异性。这是因为，这些标志物本来是人体内存在的成分之一，正常情况下，含量很低，当有疾病发生时，包括得了肿瘤，其含量会上升。人们通过检测它帮助判断。而其他一些疾病，包括炎症、免疫相关疾病，也可以引起肿瘤标志物的升高。举例来说，正常人上呼吸道感染后SCC也会超过正常值。所以，肿瘤标志物高于正常值不一定是复发转移。这只是一个建议患者去门诊详细检查的信号而已。

289. 肿瘤标志物在正常范围内，是不是越低越好？

如前所述，肿瘤标志物是人体内存在的成分之一，正常情况下，含量很低，但不可能是零。由于个人有差异，它的含量是一个范围，并不是固定的数值。即使是同一个人，在不同的时间段、不同的身体状态下，测量的肿瘤标志物结果也是变化的。一般而言，只要标志物的检测结果在正常范围内就可以。偶尔一次升高或降低并没有特殊意义，而纵向或横向对比有一定意义。但是，也有部分患者的标志物一直在正常范围内，这也说明，单纯标志物检查不能说明病情变化。过分追求肿瘤标志物低值只会增加患者精神负担，没有意义。

290. 宫颈癌治疗后一定会复发吗？

作为恶性肿瘤，宫颈癌有复发和转移的风险，这是肯定的。但是，具体到每个人，在其治病结束后的剩余时间里，是否会遭遇宫颈癌复发，是个未知数。例如，一位老年女性，早期患有宫颈癌，经过规范治疗，宫颈癌已经治愈，但是，她有严重的高血压、冠心病和糖尿病，最后，这位女性因内科疾病死亡的可能性远远高于宫颈癌。对于宫颈癌本身而言，即使是早期患者，也存在复发的风险，但其复发的机率比晚期患者低，大多数早期患者，治疗后长期存活，并且没有复发。可见，宫颈癌治疗后是否会复发，与患者本身的预期寿命、合并症、肿瘤情况及治疗情况等因素有关。

291. 有什么药物或治疗办法能彻底阻止宫颈癌复发吗？

目前没有药物或治疗方法能彻底阻止宫颈癌的复发。复发和转移是所有恶性肿瘤治疗面临的难题之一。在目前医疗条件下，能做到的，包括临床治愈宫颈癌、定期复查**随访**、早期发现宫颈癌复发等。肿瘤的复发机制，比肿瘤的发生机制更为复杂。目前，还没有办法能控制肿瘤的发生，也不可能有办法彻底阻止复发。随着科技的发展，未来是否能攻克这个难题，是医学界努力的目标之一。因此，有些宣扬的所谓彻底根治宫颈癌的药物或者治疗方案，是没有医学根据的。

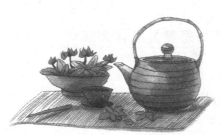

292. 锻炼身体能让宫颈癌不复发吗？

宫颈癌不能杜绝复发现象，那么，是否什么都做不了或不用做了呢？这是不应该的。目前恶性肿瘤研究的一个热点，就是如何尽可能推迟复发。在平时，适当地体育锻炼，增加身体素质，提高免疫力，提高抗病能力，不仅仅对恶性肿瘤的治疗有好处，对其他疾病的治疗和预防也有益处。需要注意的是，锻炼也要有度，弛张有道，不能过度劳累。把治病的希望完全寄托在锻炼身体上，导致过度劳累，反而损害了身体，得不偿失。

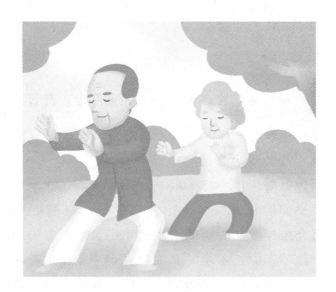

293. 宫颈癌复发有什么表现？

宫颈癌复发的临床表现与复发的部位、肿瘤的大小有关。少部分患者刚开始没有不舒服，但是检查时可以发现阳性体征或结果。

宫颈癌复发的症状包括阴道流水或流血、疼痛、咳嗽、胸闷等。复发肿瘤长在阴道、阴道残端、宫颈或宫体上时，可以表现为阴道流水或分泌物增多，伴有或没有臭味，也可以表现为阴道出血。肿瘤侵害到盆壁、骨骼时，表现为持续不缓解的腹痛、腿痛、腰痛等。出现肺转移的时候，患者可能出现咳嗽、胸闷、憋气等。还有的肿瘤侵犯膀胱、直肠、脑部，表现出对应的尿便异常和头痛、神经系统症状。

查体时，会发现患者阴道、阴道残端、宫颈上的肿瘤，或者下肢肿胀、锁骨上淋巴结增大等。超声、CT、MRI 等检查可以发现肉眼看不到的部位的病变。抽血化验检查肿瘤标志物可能会升高。

294. 治疗后突然出现腹痛是复发了吗？怎么办？

腹痛，即肚子痛，是常见的临床表现。这种表现没有特殊性。许多疾病本身可以造成腹痛，如胃肠道疾病、妇科病等，治疗也会导致腹痛，如放疗后继发肠粘连、肠梗阻等。当然，宫颈癌腹、盆腔复发也可能引起腹痛，但这种情况相对少见，因为宫颈癌最常见的复发部位不包括胃肠道，腹痛往往是周围组织受侵犯或肿瘤过大局部压迫造成的。

因此，突发的腹痛症状并不一定意味着宫颈癌复发，尤其是遵照医嘱定期**随访**复查的患者。出现腹痛后，不要太担心，如果症状严重，不方便到治疗癌症的医院就诊，可以先就近选择大型医院，尤其是能治疗肿瘤的医院就诊检查和处理。

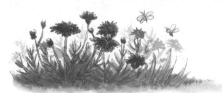

295. 宫颈癌患者放疗后出现便血，是复发了吗？怎么办？

宫颈癌放疗后患者可能会出现便血，可以表现为粪便带血、便后鲜血，甚至直接表现为粪便整个就是鲜血。刚开始的时候往往量不太多，但是可能会持续不缓解。这种情况是不是意味着肿瘤复发到肠道了？

宫颈癌复发可以侵害到直肠，这种侵犯往往是从直肠外表面开始，所以开始的症状一般是排便困难和肛门下坠，当肿瘤晚期侵透直肠壁时，才会造成便血。

放疗后的患者出现便血，往往是放疗的不良反应。这种症状可以在放疗期间出现，更多的是在放疗后，甚至可以在放疗结束很多年之后。这与放射治疗的作用原理有关。直肠位于宫颈和子宫的正后方，放疗时没法避开直肠，所以直肠同时受到照射，直肠黏膜受到损伤。放疗后，直肠黏膜缓慢修复，这个过程非常长。在此期间，患者排便用力时，可能导致肠壁黏膜脱落从而出血。

出现便血时，建议到肿瘤科就诊，由医生根据情况明确原因并进行治疗。

296. 宫颈癌患者放疗后出现血尿，是复发了吗？怎么办？

宫颈癌放疗后出现血尿的原因有多种，常见的有放疗引起的膀胱炎、自发的泌尿系疾病、肿瘤复发侵犯膀胱等。

放射性膀胱炎是宫颈癌放疗常见的远期不良反应之一。膀胱位于宫颈和子宫的正前方，放疗时会同时受照射，膀胱黏膜受损。在膀胱黏膜完全恢复之前，患者饮水少或憋尿后有可能诱发膀胱炎症，表现为尿频、尿急、尿痛等膀胱刺激症状，同时可能出现尿血。

宫颈癌复发侵害膀胱时，往往也会有血尿，多发生在肿瘤较大的情况下。如果定期复查，影像学检查会有提示。

泌尿系本身疾病也可能导致血尿，如炎症、结石、肿瘤等。因此，出现尿血症状的时候，除了由妇科医生检查排除宫颈癌复发外，必要时需要请泌尿科医生会诊协助判断血尿的原因。

297. 宫颈癌患者治疗后腿肿是怎么回事？是复发了吗？

腿肿，常见的表现是大腿增粗、水肿。出现水肿，首先要区分是可凹性水肿，还是非可凹性水肿。判断是否是可凹性水肿，可以用手指压迫肿胀的地方，能按下去形成一个小坑，而且小坑不能很快恢复原状的，是可凹性水肿，否则是不可凹性水肿。可凹性水肿往往是低蛋白的结果，多见于内科疾病。

宫颈癌患者治疗后常见的腿肿，往往是非可凹性水肿，是由于下肢的淋巴回流不畅造成的。进行盆腔淋巴清扫手术的患者，从下肢到身体上部回流的淋巴链从盆腔部位被打断，下肢的淋巴液不能像以前一样迅速回到上身，造成腿肿。这种腿肿是手术产生的结果，没有危害性。放疗虽然不是直接切除淋巴，但放疗范围包括盆腔淋巴结，可以起到和手术相同的作用，因此也会造成腿肿。少部分宫颈癌患者复发时，肿瘤压迫盆腔的静脉，也会造成下肢的淋巴回流不畅，引发下肢肿胀。

298. 如果宫颈癌复发了，还能治吗?

宫颈癌复发后，患者的生存时间被缩短，治疗相对以前困难，效果也不如以前要好，往往容易丧失信心和斗志。目前，宫颈癌复发的治疗确实是医学界的一个难点。但很多医生都在研究、总结经验。宫颈癌复发后，根据前次治疗方案，可以酌情选择手术、放疗、化疗等手段进行治疗。现在国际上也有很多文献报道了对复发宫颈癌有效的化疗方案。部分患者，尤其是中心性复发、孤立性肺转移和单纯腹主动脉旁淋巴结转移的患者，经过手术，同步放、化疗等积极治疗，大大延长了生存时间，甚至可以获得治愈。

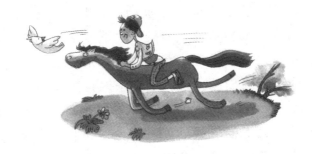

五、心理调节篇

299. 宫颈癌患者怎么面对自己的病情？

癌症是一种恶性疾病，癌症患者被确诊时，有人形容是被宣判了死刑。患者从此生活在恐惧当中，家属不忍心看到这种情况，往往选择隐瞒病情。这种情况，在中国非常普遍。这和中国本土的文化相关。而在西方国家，更强调患者的知情权，家属反而没有代替患者下决定的权利。那么，究竟哪种情况对患者更好呢？从法律和伦理上讲，向患者隐瞒病情是不合适的；从实际情况上看，绝对的隐瞒，可能会导致患者忽略自己的病情，或者夸大自己的病情。目前宫颈癌的治疗效果，尤其早期患者的效果比较好，适当地、逐渐地向患者透露、说明她的病情，不仅仅可以让患者逐渐接受这个事实，心里有底，也可避免她胡思乱想，沉浸在未知的恐惧当中。

面对噩耗，患者会经历从怀疑否定—愤怒、消沉—平复、接受几个阶段的心理变化，即否认期—绝望期—接受期的心理过程。在这个适应的过程，患者家属要多鼓励、耐心陪护。

在刚刚听到得了肿瘤的消息时，患者会表现得很震惊，甚至不能反应、大脑一片空白。接着表现出怀疑的态度，找出各种理由来反驳这个消息，"肯定是弄错了"、"我身体好得很，没有什么感觉，不可能是肿瘤"，甚至到多家医院不停就诊。但在严酷的事实面前，经过数天甚至数个月后，患者进入绝望期，表现为明显的痛苦、焦虑、忧郁甚至愤怒，拒绝安慰和治疗，往往说出"不治了"、"不活了"这样的话。这时候家属要积极正确地引导她，陪她尽快渡过这段心理活动期，转而积极应对疾病：可以通过数据告诉患者癌症是可以治疗的，帮助她正确认识疾病；陪她去咨询了解当前的医疗水平，积极开导患者；提供患者之间交流机会，让"过来人"现身说法……这些都会消除患者的不确定感，从而减轻焦虑、抑郁的程度。随着时间的推移，患者会逐渐进入接受期，随着治疗的开始，通过医护人员配合、治疗顺利展开，患者可以恢复乐观、积极的心态。

相反，如果顾虑患者知情后会有一些负面心理活动，就对患者隐瞒病情，患者在忍受疾病的打击和接受治疗感到痛苦时，得不到周围环境正确的引导和帮助，很难走出绝望期，焦虑、抑郁程度不断加重，对未来充满迷惑与绝望，甚至可能采取一些悲观绝望的应对行为，不利于患者的治疗。

300. 得了宫颈癌很烦，应该怎么办？

既然烦躁的原因来自于心理压力。怎样解决烦躁的问题呢？

第一步问问自己，最担心什么？最怕什么？十有八九患者的答案与疾病相关。

第二步再问自己，担心、烦躁对病情有好处吗？能解决问题吗？答案是否定的。烦躁的情绪会引起睡眠障碍和食欲下降，吃不好、睡不好哪有体力与疾病做斗争呢？

第三步问自己，如果不烦躁了，想一些办法与疾病做斗争，那样会不会更好呢？答案是肯定的。心情调整好之后，人体的免疫力就会得到提高，肿瘤就会受到抑制。

即使内心再坚强的人，在面对突如其来的癌症时，都会惊慌，会恐惧，会烦躁。无论是在确诊疾病时的怀疑与恐惧，还是在治疗和康复中的困惑与无助，这些是每个人都会面临的问题。

但烦躁的情绪和抑郁的心态会影响身体的康复。因此，我们需要有意识进行自我心理调节，适当地进行自我宣泄。

患者要学会倾诉，家属要学会倾听，大家共同分担。患者要坚定信念，家属要多加鼓励，大家一起努力。患者要自我放松，家属要积极鼓励，大家都要调节心情。做自己喜欢的事，完成自己的梦想，努力让自己活在当下，既不后悔昨日，也不预测明天，关键是珍惜今天。

301. 怎样做才有利于与癌症作斗争？

如果患者不烦躁了，静下心来，有很多事情需要患者做。

先反省一下自己。孔子说："吾日三省吾身"，平时没有时间反省，现在得病了，也暂时不用工作了，总该反省一下吧。反省什么呢？平时是不是不够注意身体健康？是不是压力太大、情绪不佳，是不是没有按时休息？是不是饮食上不注意？了解、总结一些患者的可能的患病原因，可以在今后的治疗中避免这些因素，改变自己体内的环境，让癌细胞不适应，再加上药物的进攻，病不就容易好了吗？通过反省，可能就不会想得病都是因为某某某不好，惹我生气，让我受累，让我着急。把病因归于自己，更有利于调整自己的情绪。

详细记录好诊治过程。找一个本子，质量好点的，记录自己的诊治过程，哪天做了哪些检查、什么结果不正常、做过什么治疗、医生让我注意什么、下次什么时候检查、见医生时，有哪些问题需要解决等。

安排好起居生活。在治疗的初期，检查、治疗频繁，需要有人陪同、照顾。同时自己要想着一日三餐定量、定时，中午睡个午觉，晚上 9~10 时上床睡觉，睡不着就吃点安眠药。体力许可的情况下，出去走一走，上公园锻炼或者散散心；找一些喜剧或有趣的电视节目、光盘等看看，分散一下注意力，高兴一下。

注意鉴别真假信息。时刻保持大脑冷静，不要轻信他人的意见，有些人有意骗人，有些人完全是无意甚至是出于好意，但是患者要慎重考虑正规大医院医生以外的建议。目前肿瘤的治疗绝大多数靠手术、放疗、化疗，部分肿瘤有靶向治疗。革命性的突破目前还没有，抗癌明星们的经验就是正规治疗、综合治疗、长期注意保健、防癌复发。

302. 宫颈癌患者在日常生活中要注意什么？

宫颈癌患者在治疗过程中，会遵照医生的医嘱配合治疗。在治疗结束后，还需要注意哪些方面？

首先，避免劳累。在经历了诊断为肿瘤和肿瘤治疗两次打击之后，患者的身体有不同程度的损伤。有的人明显感觉到"体虚"、自己说"气不够用"，这说明身体的"元气"不足，需要休息来调节。如果过度劳累，不仅仅身体承受不了，还有可能导致免疫力下降，对肿瘤的复发也会有一定的影响。

其次，加强营养。饮食的调节是有讲究的。营养要均衡，完全素食或肉食都是不健康的。搭配要合理，才能全面补充蛋白、微量元素和维生素。补品不宜过多，饮食还是以"吃饭"为主。食量要适量，饥饿或饱食对胃肠道都是一种损伤。

最后，角色转换。治疗结束后，患者就会面临如何顺利转回"爱人"、"母亲"、"女儿"、"同事"的角色。家庭角色的转换很关键，患者在经历了呵护和理解之后，要学会回报与分担。在治疗过程中，家人付出了同样甚至更多的劳动，承受了同样甚至更重的压力，治疗结束后，他们也需要休息和安慰，而患者积极生活的态度和努力生活的举动是对家人最大的安抚。要敞开心扉，与伴侣、亲人、朋友沟通，回归家庭的怀抱中。接下来，患者应该走进社会，可以参加一些团体活动，如兴趣爱好俱乐部等，这样就可以逐步回到正常的生活中。

303. 宫颈癌患者治好了，还能工作或上学吗？

如前所述，宫颈癌患者要避免劳累，那是不是意味着患者只能在家里休息，不能工作或上学呢？答案是否定的。患者如果不参与外界的活动，会逐渐和社会脱节，慢慢产生一种隔离感和孤独感，更容易沉浸在自己的小世界里，观念逐渐变得狭隘，更加封闭自己。一旦思想上有什么打结的地方，很难自己排解，进而诱导产生焦虑等不良情绪。

其实，患者参与外界的时候，关键是掌握一个"度"的问题。避免劳累，但患者可以从事轻体力活动，减少劳动时间，降低劳动强度。在工作和学习时，更多的抱有参与的态度，不要争强好胜，不要有压力。这个度把握好了，患者既能参与活动调节心情，也能避免劳累损伤身体。

304. 宫颈癌患者能过性生活吗？

宫颈癌是"性传播疾病"，这个想法是错误的。宫颈癌的发生和 HPV 感染有关。性生活是传播 HPV 的方式之一，但不是唯一方式。性生活也不一定就会传播 HPV。适当的保护措施有一定的帮助。担心性生活会促进宫颈癌复发是没有必要的。

性生活时宫颈或阴道局部不断受到刺激会导致宫颈癌，这种观点也是没有根据的。过夫妻生活的女性何止千千万万，得宫颈癌的患者相对而言比例非常小。如果性生活是造成宫颈癌的罪魁祸首，为了健康，禁止性生活必然会被宣传。事实并非如此。所以，把性生活当成洪水猛兽是没有根据的。

所以，宫颈癌的患者并没有禁止性生活的必要。放疗后的患者，为了防止阴道粘连，还会提倡性生活。但是，不洁的性生活确实与疾病的发生有一定关系。因此，在夫妻性生活的时候，必须注意卫生，同时注意保护自己。

305. 宫颈癌患者再也不能生孩子了吗？

宫颈癌患者能否生育，和她接受的治疗有关。受病情和治疗类型的影响，放疗患者往往很难保留生育功能。手术患者则有保留生育功能的可能性。如何在治疗疾病的同时，尽可能改善患者生活质量，是目前医生努力的目标之一。目前宫颈癌有年轻化趋势，也就是说，年轻女性得宫颈癌的比例增加。这些患者中包括一些未育或未婚的女性。对于这些女性，保留其生育功能是改善将来生活质量的关键之一。

保留生育功能需要两个必要条件：子宫体和卵细胞。简单讲，就是通过各种手段，切除部分或全部宫颈，尽可能保留子宫体和卵巢。要做到这一点，患者病情程度和病理类型是关键。目前已有宫颈锥切手术和根治性宫颈切除术达到保留子宫体的目的。年轻女性，非特殊病理类型的，卵巢外观无异常的，可以手术中保留卵巢。但是上述手术有严格的控制条件，必须由医生根据病情判断。

306. 宫颈癌治疗后会很快衰老吗？会变得不像女人吗？

女性衰老与雌激素水平相关，多在女性经历了更年期之后，正常情况下表现为自然绝经。更年期是雌激素水平逐渐下降的过程。这个阶段是女性生命中的自然过程，是卵巢功能逐渐衰退的表现。

宫颈癌患者治疗前已经绝经的，雌激素水平已经下降，不存在治疗后衰老的问题。除了接受保留生育功能治疗的患者，治疗前未绝经的，治疗后基本都不再会有月经，但是，这并不意味着卵巢功能一定衰竭。因为月经是卵巢作用于子宫的结果。宫颈癌的治疗往往同时影响子宫，这是绝经的关键。治疗过程中注意保护卵巢，治疗后雌激素可以维持一定水平，尤其鳞癌的患者，还可以服用药物补充雌激素，人为提高雌激素水平到接近正常。当然，激素补充治疗必须在医嘱下进行。

至于不像女人，这是患者心理上的一种自我否定。实际上，人体内还有其他器官分泌雌激素，这也是老年女性没有变成"男人"的原因。因此，治疗后的宫颈癌患者形体上不可能变成男性。解除这种担心，关键是对女性自我价值认识的定位。

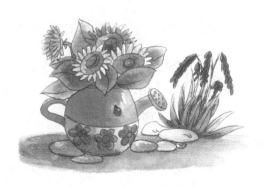

六、预防与体检篇

307. 宫颈癌的发病过程是怎样的？

宫颈癌的发生、发展是一个由量变到质变，由渐变到突变的过程，即经由子宫颈的不典型增生（轻→中→重度）、原位癌、早期浸润癌直至浸润癌逐步发展而成的，是一个漫长的多步骤的过程，一般需10～15年的时间，但不一定循序进展，时间也可能缩短。宫颈癌的发生多始发于鳞状上皮与柱状上皮交界的移行带，通过对化生区细胞变化观察，认为鳞状上皮从未成熟化生到成熟化生的阶段，需要经历数月乃至数年，此时受到致癌及促癌因子的侵袭时，可能发生基因突变，导致癌变，最后发展成癌。绝大多数宫颈癌是逐渐而不是突然发生的，癌前病变往往在一个相当长的时间内是可逆的，然后进入表面的"原位癌"阶段，此时期又可持续多年，此期没有临床症状，可通过宫颈及颈管的细胞学刮片检查发现，并经活体组织检查方法得出诊断。

308. 人乳头状瘤病毒疫苗国外临床应用如何？

HPV感染是宫颈癌最重要的致病因素，99.7%的宫颈癌都可检测到高危类型HPV的DNA，而HPV阴性者几乎不会发生子宫颈癌，这点已经得到明确证实。HPV预防性疫苗的问世具有划时代的意义，它使宫颈癌的一级预防得以实现。约70%宫颈癌与HPV 16和18型相关，目前全球多个国家和地区使用的两种HPV预防性疫苗，均含有通过基因重组技术合成的、针对这两种高危型别 HPV 的病毒样颗粒，可有效预防宫颈癌及其癌前病变。一种是 HPV 6、11、16、18 四价疫苗（HPV4）用于预防该 4 型 HPV 感染引起的宫颈癌、宫颈癌癌前病变、外阴及阴道癌前病变、生殖器疣。另一种是 HPV16、18 二价疫苗（HPV2），主要针对两种高危型 HPV 感染引起的宫颈癌及癌前病变。多项临床研究显示，这两种疫苗安全性较好；对疫苗相关 HPV 型别所致的 2~3 级宫颈癌前病变或尖锐湿疣，疫苗的保护效力达 90%~100%，且其保护效力分别可持续 6 年以上（二价疫苗）和 5 年以上（四价疫苗）。

309. 哪些人适合接种 HPV 疫苗？

我们有了预防宫颈癌的武器，可以有效阻挡 HPV 的突袭，但并不是所有女性都适合接种宫颈癌疫苗。作为预防性疫苗，现有 HPV 疫苗保护重点是未感染人群，如果已经感染了 HPV，再注射疫苗就没有预防宫颈癌的作用了，因此对既往未感染过疫苗相关 HPV 型别的女性，接种效果最好。接种宫颈癌疫苗对年龄也有要求，因为不同国家和地区的女孩子开始性生活的年龄是不同的，这与民族、宗教、风俗、习惯等有关系，因此不同地区推荐的接种年龄也略有不同。目前，各国专家推荐的 HPV 疫苗接种目标人群是 9~26 岁的女性，美国癌症协会建议，HPV 疫苗常规免疫年龄为 11~12 岁，最低年龄为 9 岁；13~18 岁女性如未曾接种或未完成接种者也可接种。19~26 岁是否需要接种要综合其感染 HPV 的危险性及可能的受益进行衡量，26 岁以上女性不建议接种，也不建议孕妇接种 HPV 疫苗。由于男性也会携带 HPV，仅仅为女性实施免疫不可能完全阻断该种病毒的传播途径，因此，有科学家提出应该要求男性也及时接种。

310. 目前中国可以接种子宫颈癌疫苗吗？

全球多数国家推荐接种预防性子宫颈癌疫苗。目前四价和二价预防性子宫颈癌疫苗在中国正处于临床试验最后阶段，相信在未来 3 年左右我们将能接种到上市的子宫颈癌疫苗。值得欣慰的是，我国研制的国产子宫颈癌疫苗也即将进入Ⅲ期临床试验，在不久的将来能使用上国产子宫颈癌疫苗。

311. 宫颈癌可以筛查吗？

宫颈癌可以进行**筛查**，宫颈的解剖部位特点是看得见、摸得着的，有条件早期发现病变，而且宫颈上皮内瘤变又有双向发展的趋势，从宫颈上皮内瘤变发展为癌的自然演变一般需要 10 年左右，关键在于规律**筛查**、及早诊断和正确处理。宫颈细胞学检查简便易行，经济有效，为宫颈癌**筛查**的首选方法。

312. 宫颈癌如何进行预防、早诊早治？

宫颈癌的预防包括两个方面：一是从发病的病因、**高危因素**及组织学发病机制上进行预防；二是进行防癌普查，通过**筛查**早期发现癌前病变，早期治疗，防止其向浸润癌发展。提倡晚婚晚育和少生、优生，推迟性生活的开始年龄和首次生育年龄，减少生育次数，均可降低宫颈癌的发病机会。注意性卫生和经期卫生。适当节制性生活，注意双方生殖器官的清洁卫生，性交时最好使用避孕套，杜绝婚外性行为。积极治疗宫颈糜烂和慢性宫颈炎等症状，分娩时注意避免宫颈裂伤，如有裂伤，应及时修补。不吸烟。男方有包茎或包皮过长者，应注意局部清洗，最好做包皮环切术。宫颈细胞学**筛查**、HPV 检测、阴道镜检查的联合应用是发现宫颈癌前病变及早期宫颈癌的有效方法，其中宫颈细胞学**筛查**尤为重要。宫颈细胞学检查有传统宫颈刮片和较先进的液基细胞学检查 2 种，液基细胞学检查对宫颈癌前病变检出率较传统的宫颈刮片提高 50%～100%。对检查出的癌前病变根据其不同级别进行治疗。

313. 正常人应该间隔多长时间接受一次宫颈防癌筛查？

美国妇产科学会 1995 年 3 月建议"所有有性生活或年龄超过 18 岁的妇女，都应每年进行一次宫颈细胞学涂片检查。当连续三次或以上的检查均获满意且正常结果，则可由医生决定对低度危险者减少检查次数。如果 65 岁妇女连续 2 年宫颈细胞学无异常，可以停止进行每年的常规普查"。美国癌症协会于 2002 年 4 月推出的临床实践指南中，将 HPV 检测与宫颈细胞学涂片相结合用于 30 岁以上妇女的**筛查**，对两种检查均阴性的妇女，每 3 年复查一次；若宫颈细胞学涂片阴性、HPV 阳性，则需根据医生的意见定期复查。我国由于幅员广大、人口众多、经济文化和医疗卫生均处于发展阶段，难以做到上述普查计划，但医生和妇女均应树立**筛查**意识，在条件允许的情况下，完善和实施**筛查**工作。

314. 什么是 TCT 检查？

新柏氏超薄涂片检测技术（TCT）即液基细胞学。TCT 检测是目前国际领先的一种宫颈防癌细胞学检查技术，采用高精密度过滤膜核心技术和微电脑自动化控制系统，其方法制成的细胞膜片具有传统涂片无法比拟的优点，是细胞学领域的突破性进展。传统的涂片方法是临床医生直接将细胞涂抹于玻璃片上，缺点是细胞分布不匀，而且混有黏液和血液，影响细胞学医生诊断的准确性，有时发生漏诊。而 TCT 检查时临床医生常规采集宫颈样本后，不是直接把细胞涂在玻片上，而是洗入细胞保存液小瓶中，这样，细胞得到了及时保护；在制片过程中样本中过多的血液和黏液被去除，减少了对上皮细胞的覆盖；在计算机程序控制下制成单层平铺的细胞薄片，减少了细胞重叠；因此大大提高了诊断的准确率，降低了漏诊率。

315. 为什么要做 HPV 检查?

流行病学和生物学资料已证明 HPV 感染，特别是高危型 HPV 感染，是宫颈癌及宫颈上皮内瘤变（CIN）的最主要病因。有报道 CIN1 中 HPV 感染的检出率为 30%，CIN2 为 55%，CIN3 为 65%，宫颈癌为 99.8%，而在正常妇女中 HPV 感染者仅为 4%~10%，HPV 亚临床感染（SPI）具有潜在恶变能力，应视为 CIN 相关的早期病变。因此将 HPV 检查作为宫颈癌的一种**筛查**手段，可浓缩高风险人群，决定其**筛查**间隔时间。对于宫颈细胞学提示非典型鳞状细胞和鳞状上皮内低度病变者做进一步判断，是一种有效的再分类。根据 HPV 感染的类型，预测受检者的发病风险度和 CIN 的转归，也可用于宫颈病变治疗后的监测并评价治疗效果。

316. 直接做 PET-CT 可以替代 TCT 和 HPV 检测筛查宫颈癌么？

PET-CT 的全称叫正电子发射断层显像/X 线计算机体层成像，PET 可以显示病灶病理生理特征，更易发现病灶；CT 可以精确定位病灶，显示病灶结构变化。PET-CT 除了具备 PET 和 CT 各自的功能外，其独有的融合图像可以同时反映病灶的病理生理变化及形态结构，从功能代谢和解剖形态方面全面分析病变性质，明显提高了诊断的准确性，是目前影像诊断技术中最为理想的结合。特别是在肿瘤的诊断、分期、疗效评估等方面发挥重要的作用。但 PET-CT 价格较为昂贵，仅是一种功能+影像检查，并不能最终确定肿瘤的诊断，而宫颈细胞学检查和 HPV 检测直接从宫颈局部取材，能提供宫颈局部的细胞学诊断，因此不能直接做 PET-CT 筛查宫颈癌。

317. 到医院进行宫颈防癌检查有哪些注意事项？

到医院进行宫颈防癌检查应注意：①检查在非月经期进行，最好是在月经干净 3～7 天内做；②检查前 24 小时避免性生活，以免男性精液留在体内影响诊断；③检查前 24～48 小时内不要冲洗阴道，因为阴道灌洗会把一些可能透过切片检查才能检验得到的潜在癌细胞冲洗掉。更不能使用阴道药物（如治疗阴道感染的药剂）、润滑剂或杀精剂，因为这类药物会影响涂片样本，覆盖不正常的细胞；④阴道内诊要等宫颈 TCT、HPV 检查做完后再做；⑤如果患有妇科炎症，要先治疗炎症后再做检查，以免片中充满大量白细胞和炎性细胞，影响诊断结果。另外做 TCT

检查的时候一定要放松心情以平常心对待，因为紧张的时候阴道
和宫颈的肌肉会收缩变小，这样医生取样的时候就会变困难，而
且自己也会觉得不舒服。

318. 当地医院查宫颈刮片结果提示"巴氏Ⅲ级"是什么意思？

宫颈刮片检查是用特制刮板，将宫颈脱落细胞刮下后，涂在
玻璃片上，经过一种特殊的巴氏染色，然后置显微镜下观察。根
据巴氏染色的特点将细胞分为巴氏Ⅰ、Ⅱ、Ⅲ、Ⅳ、Ⅴ级。

巴氏Ⅰ级：正常涂片中未见异常细胞。

巴氏Ⅱ级：炎症，涂片中细胞有异形改变。

巴氏Ⅲ级：可疑癌，涂片中的可疑癌细胞有核异质改变，但
不能肯定，需要进一步检查确诊。

巴氏Ⅳ级：高度可疑癌细胞，涂片中有恶性改变的细胞，待
证实。

巴氏Ⅴ级：癌症，涂片中细胞具有典型癌细胞的特性且
量多。

因此，巴氏Ⅲ级或以上应进一步进行 HPV 检测、阴道镜、
宫颈**活检**等相关检查，根据检查结果进行适当的治疗。

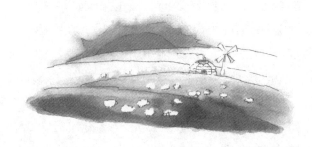

七、认识宫颈癌篇

319. 什么是子宫的正常形态？

　　子宫为一空腔器官，位于盆腔的中央，其前方有膀胱，后方有直肠。成年子宫外形呈一倒置的梨形，上大下小，长 7~8 厘米，宽 4~5 厘米，厚 2~3 厘米，宫腔容量约 5 毫升。子宫分子宫体和子宫颈两部分。子宫上端为子宫体，子宫体上端隆突部分为子宫底，两侧为子宫角，分别与左右两侧输卵管相通。子宫腔为上宽下窄的三角形，宫体与宫颈相接部分稍狭窄，称子宫峡部，峡部下端为宫颈管内口。子宫颈内腔呈梭形，称宫颈管，长 2.5~3.0 厘米，下端为宫颈外口。宫颈下 1/3 部伸入阴道内称宫颈阴道部，宫颈中间有个圆形开口，叫子宫口，将宫颈分为前

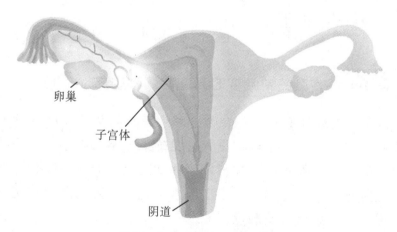

卵巢

子宫体

阴道

子宫、卵巢、阴道解剖示意图

后两唇。子宫能保持正常位置主要依靠盆底软组织的承托，此外子宫韧带也起重要的固定作用。

320. 什么是子宫的正常生理功能?

子宫是胎儿生长、发育和月经形成的重要器官。子宫颈部黏膜分泌黏液，与阴道分泌物组成白带，保持着子宫颈及阴道的润泽，同时保护外阴抗御外部病菌的侵袭。子宫腔里面有一层膜，叫子宫内膜，从青春期到更年期，子宫内膜受卵巢分泌的性激素影响，发生周期性增生和脱落，血液通过阴道流出体外形成月经。子宫内膜外面是肌肉，肌肉外面又有一层膜包着，叫做浆膜。子宫肌肉有个特点，它像松紧带一样，既可以拉长，又可以缩短。所以，怀孕后到妊娠足月时，子宫可以撑得像冬瓜那么大。子宫是产生生命的"摇篮"，受精卵在子宫内着床，发育成胎儿，经10个月左右，子宫收缩，娩出胎儿。因此平时子宫内是分泌生理性白带的地方，每月一次，是行经的地方，怀孕后是孕卵着落发育的地方。

321. 宫颈癌前病变容易在宫颈哪些部位?

宫颈癌前病变好发部位在宫颈移行带或转化区，即柱状上皮与鳞状上皮交界区。移行带位置可受感染、体内雌激素水平等因素影响而向内、外移动。移行带的柱状上皮下的储备细胞可发生鳞状上皮化生，此过程如遇不良因素干扰，有可能向癌前病变方向发展，甚至进展为浸润癌。

322. 我国宫颈癌的发病率及发病趋势如何？

近几年数据显示，我国每年有 7.5 万女性被诊断为宫颈癌，3.4 万女性死于宫颈癌。在我国宫颈癌死亡分布情况总体上农村略高于城市，中西部地区约为东部地区的两倍。我国肿瘤登记资料显示宫颈癌的死亡率在过去的 30 年中呈不同程度的下降，然而值得关注的是宫颈癌的平均发病年龄也在逐渐降低，但年轻女性宫颈癌的发病率有上升趋势。

323. 如何理解宫颈细胞学检查异常结果？

宫颈细胞学检查报告结果通常有以下几种：①未见恶性上皮细胞或上皮内病变（炎症）：属于正常范畴，可针对炎症进行治疗以减轻症状；②滴虫或霉菌感染：是正常人群中常见的感染性疾病，可根据微生物感染的种类进行相应治疗；③HPV 感染：由病毒引起的感染，尚没有有效的治疗方法，但人体本身的免疫系统可能将病毒清除，可定期进行 TCT 和 HPV 检查；④不能明确意义的不典型鳞状细胞（ASC-US）：宫颈细胞发生轻微的变化，但是不足以达到低度病变的程度。若 HPV 检测阴性，可 6~12 个月后复查 TCT；若 HPV 检测阳性，建议行阴道镜检查进一步明确诊断；⑤不典型鳞状细胞，不排除高度鳞状上皮内病变（ASC-H）：可能有癌前病变，但是异常细胞程度不够确切诊断；⑥低度鳞状上皮内病变（LSIL）：包括 HPV 感染和轻度不典型增生（CIN1 级）；⑦ 高度鳞状上皮内病变（HSIL）：包括中度不典型增生（CIN2 级）和重度不典型增生及原位癌（CIN3 级）；⑧鳞癌：宫颈浸润癌。⑤、⑥、⑦、⑧ 4 种情况应立即做阴道镜检查取宫颈组织**活检**以明确诊断；⑨不典型腺细胞（AGC）；⑩不典型腺细胞，倾向瘤变；⑪宫颈管原位腺癌（AIS）；⑫腺癌。这些均表明宫颈管细胞发生了一些变化，提示极有可能是癌前病变或浸润癌，均应立即进行阴道镜检查，同时刮取宫颈管组织送病理检查以确诊。

324. 什么是宫颈上皮内瘤变?

宫颈上皮内瘤变（CIN）是与宫颈浸润性癌密切相关的一组宫颈癌前病变的统称。它反映了宫颈癌发生中连续发展的过程，即由宫颈不典型增生（轻度→中度→重度）→原位癌→早期浸润癌→浸润癌的一系列病理变化。根据上皮细胞异型性的程度，将宫颈上皮内瘤变分为三级，包括宫颈上皮的不典型增生和宫颈原位癌。发生宫颈上皮内瘤变时常无任何症状，宫颈外表肉眼看起来可以是正常的，但在细胞学或组织学已发生了异常增殖的改变。轻、中、重度宫颈不典型增生病变进展的危险分别是15%、30%和45%，而且轻、中度宫颈不典型增生可不经过重度宫颈不典型增生（包括原位癌）阶段而直接进展为浸润癌。因此，必须重视与正确处理CIN。

325. 宫颈癌的发展需要多长时间?

子宫颈病变的发展通常是从癌前病变一步步演变而来，CIN1→CIN2→CIN3→子宫颈癌的相对缓慢的过程，一般需要5~15年。这期间病变处于动态变化中，即消退、持续、发展。

326. 宫颈癌与癌前病变的区分标准是什么?

宫颈癌与癌前病变的区分标准是有无间质的浸润。若病变表浅，无间质浸润，则为癌前病变。这一诊断只能由病理科大夫在显微镜下确定。

327. 什么是宫颈早期浸润癌?

宫颈早期浸润癌是指只能在显微镜下诊断而临床难以发现的微小浸润癌（即国际妇产科联盟分期Ⅰa期）。在宫颈原位癌的基础上，显微镜下发现癌细胞小团似泪滴状甚至锯齿状出芽穿破基膜，或进而出现膨胀性间质浸润。其基膜下间质浸润深度是早期浸润癌最量化的诊断标准，深度不超过5毫米，宽不超过7毫米，且无癌灶互相融合现象。宫颈早期浸润癌的间质浸润浅表，淋巴结转移少，**预后**较好。由于宫颈早期浸润癌的精确诊断较为困难，其手术范围变化很大，从宫颈锥切术到广泛性子宫切除加盆腔**淋巴结清扫术**均可能实施，应根据肿瘤浸润的深度、病变范围、有无血管间隙和淋巴浸润，细胞分化程度以及患者具体情况选择术式。

328. 鳞状上皮化生是不是就意味着得宫颈癌了?

正常女性从外阴至子宫颈外口的黏膜均被鳞状上皮细胞覆盖，宫颈管内生长的是柱状上皮，在两种上皮交界处有一明显的界限。宫颈鳞状上皮化生指外翻到宫颈阴道部的柱状上皮被柱状上皮下储备细胞新生的鳞状上皮所取代。鳞状上皮化生呈片块状生长，它不仅发生在宫颈糜烂面，而且在陈旧的腺体、外翻的宫颈黏膜、宫颈息肉所覆盖的柱状上皮上，以及外界不良因素的影响下，都可以发生。所以，鳞状上皮化生是慢性宫颈炎症的一种病理改变，而不是长肿瘤，更不是恶性病变。但要注意**随访**，防止恶性病变的发生。

329. 宫颈腺体囊肿是不是宫颈癌？

宫颈腺体囊肿（纳氏腺囊肿）和平常所说的卵巢囊肿等囊肿是不一样的，它是慢性宫颈炎的一种表现，而不是宫颈癌。是在宫颈糜烂愈合过程中，新生的鳞状上皮覆盖宫颈腺管口或伸入腺管，将腺管口阻塞；腺管周围的结缔组织增生或瘢痕形成压迫腺管，使腺管变窄甚至阻塞，分泌物不能外流潴留在里面形成的囊肿叫宫颈腺体囊肿。如果囊肿很小一般不用治疗，如腺体囊肿较大，可用粗针刺破，挤出其中胶冻状物后再涂碘酒，或用电烙器先刺破，放出液体后，再烧灼囊壁组织。

330. 宫颈息肉是宫颈癌吗？

宫颈息肉是慢性宫颈炎的一种表现，宫颈黏膜在炎症的刺激下局部增生，形成单个或多个带蒂的鲜红色息肉，从宫颈管内或在宫颈外口突出，一般体积较小，直径在1厘米以下，外观如舌形，颜色鲜红，质地柔软且脆，触之易出血。极小的宫颈息肉常无自觉症状，大多在妇科检查时才被发现；息肉较大的，则容易出现血性白带或性生活后出血的症状，这些症状与早期宫颈癌很相似，应该及早检查，及时治疗。宫颈息肉可先消毒后用长止血钳夹住其蒂部扭掉，或用**活检**钳夹去，断端出血可用棉球或纱布压迫，多能止血。宫颈息肉虽然少有癌变的，但也有 0.2% ~ 0.4%发生恶变，切除后都应送病理检查，以防漏诊。此外，本病容易反复发生，术后应定期复查。

331. 宫颈不典型增生能逆转吗？

宫颈不典型增生是发生在癌前期的病变，宫颈外表可以正常，但上皮已有细胞和组织学的变化。这类上皮细胞既具有异型性，又保持一定的分化能力，为一组不稳定的癌前病变，具有双向发展的可能性，有 3 个转归：①自然消退（或逆转）；②持续不变（或病变稳定）；③进展（或癌变）。一部分病变可自然消退或逆转而回归为正常上皮；另一部分可进展为癌，与病变的程度和范围有关。轻度和中度不典型增生，可因刺激因素的停止或其他原因转为正常上皮；也可因刺激因素的持续存在而保持其原有状态，甚至向重度不典型增生发展。重度不典型增生逆转的可能性较小，一定时间后可发展为浸润癌。因为每个级别之间的差别可能很小，而且各个机体之间存在差别，不能预测每一例宫颈不典型增生的结果。

332. 宫颈重度不典型增生是癌吗？

宫颈重度不典型增生不是癌，是浸润癌的癌前病变。据统计，如不治疗，有 10% ~ 15%的轻、中度不典型增生和约 75%重度不典型增生将发展为浸润癌，但发展和转变过程一般较缓慢。宫颈重度不典型增生进展为浸润癌的危险性是正常的 46.5 倍，因此对重度宫颈不典型增生要予以重视。

333. 宫颈癌在病理上分为哪些类型？

宫颈癌在病理上可分为宫颈鳞癌、宫颈腺癌、宫颈腺鳞癌，以及其他罕见癌，包括小细胞未分化癌、腺样基底细胞癌、腺样囊腺癌等。其中宫颈鳞癌最为常见。

334. 宫颈癌在形态上分为哪些类型？

根据肿瘤的生长方式和形态，宫颈癌的大体形态有 3 种：

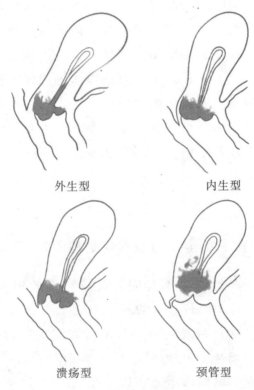

外生型　　　　　　　内生型

溃疡型　　　　　　　颈管型

宫颈癌类型示意图

①外生型：分为结节型和菜花型。肿瘤一般来自宫颈外口，向外生长成息肉状、乳头状或结节状赘生物，或多个赘生物融合在一起形成大团块，外观明显凸起，凸凹不平，质地硬，称为结节型肿瘤；肿瘤呈菜花状向阴道内生长，瘤体较大，血液循环丰富，质地较脆，触之易出血，常伴有感染、坏死及溃疡形成，称为菜花型肿物；②内生型：肿瘤源于宫颈管或宫颈外口，长出后向颈管内生长，对宫颈组织浸润深，使宫颈增大呈桶状，或向上浸润至宫体；③溃疡型：肿瘤组织坏死脱落形成凹陷性溃疡，溃疡深者出现空洞，覆有灰白色坏死组织，分泌物有恶臭，排液，癌瘤组织硬脆，有时整个宫颈及阴道穹隆部组织溃烂而完全消失，溃疡边缘不规则，呈"火山口"状。

335. 如何看宫颈癌的病理报告？

宫颈癌的病理报告包括肿瘤的病理类型、组织学分级、浸润宫颈深度，累及部位，切缘是否干净，淋巴结有无转移等。通过病理报告首先可以确诊宫颈癌，并可区分宫颈癌的病理类型；另外，术后可以提示肿瘤是否发生转移，以及是否有发生复发转移的危险因素，对病情进行最全面的了解。病理报告是指导治疗最重要的临床资料。

336. 宫颈癌主要通过哪些途径转移？

宫颈癌的转移途径主要是直接蔓延及淋巴转移，血行播散少见，晚期病变可以几种转移方式同时存在。①直接蔓延：为最常见的扩散方式。宫颈外生型癌灶常向下蔓延，阴道穹隆最易受侵，癌组织沿阴道穹隆向阴道壁蔓延，可达阴道下段，甚至达外阴。

宫颈管内的病灶则使颈管扩张、增粗、变硬，并向上蔓延累及子宫下段及子宫体，严重者穿透宫壁，发生腹腔扩散。向两侧蔓延至宫旁组织、主韧带、骶韧带，并侵犯阴道旁组织甚至达盆腔壁，整个盆腔可形成坚硬的癌灶，呈"冰冻骨盆"状。癌浸润宫旁亦可压迫一侧或双侧输尿管，导致输尿管阻塞。癌灶向前后蔓延可侵犯膀胱或直肠；②淋巴转移：是宫颈癌转移的主要途径之一，最初受累的淋巴结有宫颈旁、闭孔、髂内、外淋巴结，称一级组淋巴结转移；继而受累的淋巴结有骶前、髂总、腹主动脉旁和腹股沟浅、深组淋巴结，称二级组淋巴结转移；晚期还可出现左锁骨上淋巴结转移；③血行播散：较少见，多发生于晚期或分化差的患者，常见的转移部位是肺，其次为肝脏、骨骼及脑等处。

337. 为什么都淋巴结转移了，医生还说是Ⅰ期？

医学上为了对恶性肿瘤的发展程度进行区别，采用了分期的方法。几十年来，宫颈癌的分期一直采用临床分期，也就是说，凭医生的双手对宫颈肿瘤和盆腔进行**触诊**，根据肿瘤的大小及病变扩散至阴道、宫旁、膀胱、直肠及远处器官转移的程度来进行分期。准确的分期对制订治疗方案以及**预后**判断都有重要的作用，但由于宫颈癌的分期主要靠医生双手检查了解病变扩展和转移的范围，常受个人经验和主观因素的影响，会有一定的出入，如结合手术病理以及宫颈癌的分期，则能对病情作出比较客观的判断。目前国际妇产科联盟将有无淋巴结转移作为除宫颈癌外其他常见妇科恶性肿瘤的临床分期条件，宫颈癌淋巴结转移虽然不是宫颈癌分期的指标，但是属于不良**预后**因素之一，能帮助判断**预后**。

338. 什么是复发？宫颈癌复发或转移的常见位置有哪些？

宫颈癌经规范治疗后，症状及体征消失，但超过6个月以上癌瘤重新出现者，叫复发。复发部位以盆腔为主，占60%~70%，远处复发相对较少，占30%~40%，其中以锁骨上淋巴结、肺、骨、脑等多见。①中心性复发：即宫颈局部、阴道或宫体的复发，最常见症状有白带增多（水样或有恶臭）和不规则阴道出血；②宫旁复发：即盆壁组织的复发，可出现患侧下肢疼痛伴水肿，下腹部或腰骶部疼痛，直肠或膀胱转移者，常有便血或血尿，或有排尿排便困难；③远处复发及转移：肺转移可有咳嗽、咯血、胸痛等，骨转移常出现局部疼痛。复发癌的治疗相当困难，而且疗效较差，具体方法应根据复发部位、范围、初治时采用的措施以及患者全身状况等决定。

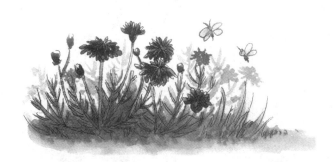

八、病因探究篇

339. 宫颈癌与吸烟有关吗？

宫颈癌与吸烟有关，吸烟会导致患宫颈癌的机率大为增加。吸烟时间越长，每天吸烟量越多，风险越高，研究表明，吸烟史超过 10 年，每天吸烟超过 15 支的女性发生宫颈癌的风险为80%。吸烟妇女中宫颈黏液中尼古丁及其他烟草特异性致癌物含量很高，可能引起宫颈的病变；而且吸烟会影响机体的体液和细胞免疫功能，其产生的免疫抑制作用可能会增加感染 HPV 的机会，促使病毒活性增加。在农村和一些不发达国家，吸烟妇女所占比例较少，大多数为被动吸烟，被动吸烟的女性发生宫颈癌的

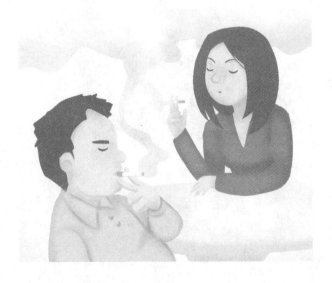

风险相对于不吸烟的女性也有所增高。此外由于致癌性烟草代谢物需通过机体代谢活化后才能够起致癌作用，因此代谢中的遗传差异也可决定吸烟个体对宫颈癌的易感性。

340. 宫颈癌与性行为的哪些方面有关？

很久以前，人们发现修女中宫颈癌十分少见，在对性行为持保守态度的国家如以色列的妇女发生宫颈癌者也不多。研究发现，初次性生活年龄过早者易患宫颈癌，这与青春期宫颈处于鳞状上皮化生时期，对致癌物较为敏感有关。有多个性伴侣的妇女，发生宫颈癌的危险性明显增加，且与性伙伴数成正比；有稳定性伴侣的妇女比无稳定的性伴侣的妇女，发生宫颈癌的危险性要小。另外，宫颈癌患者的配偶患各种性传播疾病如淋病、生殖器疣、生殖器疱疹的比例也较高，而配偶经常使用避孕套的妇女发生宫颈癌的危险性较低，丈夫有婚外性伴侣或前妻曾患宫颈癌者，妻子发生宫颈癌的危险性增加，说明男性因素在宫颈癌的发生中也有一定的关系。其他如包皮垢、阴茎癌等也可能对妻子发生宫颈癌有所影响。由此可见，性行为特点与宫颈癌的发生有着密切的关系。

341. 宫颈癌的病因是什么？什么是人乳头状瘤病毒？

宫颈癌的病因至今尚未完全明了，目前大多认为是多因素综合作用，可能与下列因素有关：①病毒感染，常见的有 HPV、单纯疱疹病毒Ⅱ型及人巨细胞病毒感染等，病毒感染与性接触感染关系密切；②性生活混乱、性卫生不良，性传播疾病；③月经及孕产因素：经期、产褥期卫生不良，早婚、早育，多孕多产；

④吸烟；⑤宫颈裂伤、外翻、糜烂及慢性炎症的长期刺激；⑥社会经济地位低下，受教育程度低；⑦其他因素：营养状况不良、营养失调，如维生素 A、维生素 C 的缺乏、微量元素的失衡等。

HPV 是一种嗜上皮性病毒，主要感染生殖道黏膜和口腔、咽部的上皮黏膜细胞等。HPV 感染在人群中较为普通，大部分人在性生活开始后，都感染过该病毒。大多数人都能自行清除病毒，只有一小部分人由于免疫系统的原因无法清除病毒，造成HPV 持续感染，继而发展为宫颈癌。

342. 宫颈癌遗传吗？

与遗传有密切关系的肿瘤可以分为两类：一类是完全由遗传基因决定的遗传性肿瘤，常见于某些儿童肿瘤，如儿童肾母细胞瘤、视网膜母细胞瘤，它们均属遗传性疾病，由异常的基因决定，带有异常基因的人，80%～90%将患该类癌症；另一类是没有发现遗传的物质基础，但是有明显遗传倾向，是由遗传性发育障碍引起的，如家族性环结肠息肉、遗传性免疫缺陷综合征，这些癌前病变本身具有遗传性，但不一定都发展成为癌症，只是有发展为癌症的危险。还有些癌症，虽然没有发现确切的致癌基因和染色体等遗传证据，但其发病有时表现出明显的家族聚集性，即某一家族中的多名成员具有"癌症素质"，家族中多代或一代中多人患同样的癌症，宫颈癌的家族遗传倾向虽不似乳癌、大肠癌明显，但若家中有人罹患宫颈癌者，其他女性成员罹患宫颈癌机率相对增加。

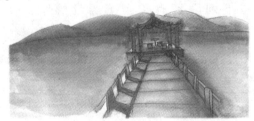

343. 宫颈癌多发于哪个年龄段的人群？

宫颈癌的多发年龄各国、各地的报道有差异，我国宫颈癌患者平均发病年龄是 51 岁，主要好发于两个年龄段：40～50 岁最多，60～70 岁又有一高峰出现，20 岁以前少见。目前随着 HPV 感染患者的增加，宫颈癌有年轻化趋势。

344. 宫颈癌传染吗？

虽然宫颈癌本身并不传染，但是导致宫颈癌的病毒因素 HPV 具有传染性。HPV 的潜伏期很长，病变发展缓慢，大多数妇女的免疫系统能够清除进入体内的病毒，一旦感染者机体免疫力下降，病毒活动就会加剧，最终导致宫颈恶性肿瘤。宫颈癌是一种与性传播疾病密切相关的疾病。如性混乱、性卫生不良，通过性接触可将致癌因子如 HPV、单纯疱疹病毒 II 型、人巨细胞病毒等传至宫颈，导致癌变。

345. 生活习惯与患宫颈癌有关系吗？

不健康的生活方式和生活习惯与宫颈癌的发生有一定的关系。由于宫颈自身的生理和解剖原因，导致它比较容易遭受各种物理、化学和生物等因素的刺激，包括病毒感染、激素等。特别要注意的是，宫颈糜烂女性宫颈癌的发生率较高。平时不注意性生活卫生或性生活过于频繁，影响阴道的自净作用等，产后、经期不注意卫生发生感染；长期生活不规律、饮食不健康加上严重的环境污染等也可能导致宫颈癌的发生。

九、如何就诊篇

346. 如何选择就诊医院？

选择医院是看病的第一步，也是对诊断和治疗效果影响最大的。选择就诊医院应遵循：小病及时就近诊疗，大病选择二级以上医院。小病是指常见病、多发病，可以及时到就近的社区门诊或一级医院就诊。大病指病情较重，诊断疑难，疗效不显时，需及时选择二级以上医院就诊。二级以上医院根据收治范围分为综合医院和专科医院。综合医院诊疗范围广，分科齐全。专科医院是专门从事某一病种诊疗，专业性强。选择二级以上医院就诊的患者可根据医院的口碑、自身的时间、经济状况，医院的性质（公立、民营）、医院的级别、是否医保定点医院、地理位置的远近，以及对服务的要求等进行选择。

347. 得了宫颈癌怎么办啊？

随着医学的发展和癌症普查的开展，宫颈癌的发病率和死亡率明显下降。但是，宫颈癌仍是全世界女性中第二常见的恶性肿瘤。患者初次就诊时能否得到准确有效的治疗，是直接关系生命长短的关键。建议宫颈癌患者到正规的大型医院进行全面检查、明确诊断，并进行有效的治疗，避免漏诊、误诊。同时，不要轻信广告中宣传的所谓宫颈局部微创手术，因为，每一项手术技术都有明确的适应对象。轻率地进行微创治疗，可能会造成出血症状加重，甚至出现大出血危及生命；也可能单纯切除了表面肿瘤组织，造成治好疾病的假象，当患者再次因不适就诊时已经变成晚期、寿命大大缩减；甚至有的小诊所将治疗取得的标本随意丢弃，造成无法进一步诊断和治疗的局面。

348. 怀疑宫颈癌应该看哪个科？

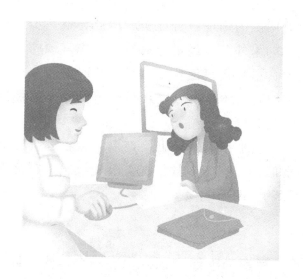

　　宫颈癌属于女性恶性肿瘤，初次就诊时建议选择妇科。大部分综合性医院设有妇产科，包括了妇科和产科，妇科中又分为肿瘤、妇科内分泌、妇科炎症等多个部分，组成比较复杂。初次就诊时如果没有头绪，可以到服务台或咨询台询问，以免挂错号。肿瘤专科医院的设置相对简单，妇科就是女性恶性肿瘤患者就诊治疗的地方，初次治疗的患者，尤其未诊断清楚的时候，建议在妇科就诊，由妇科医生进行查体和**活检**来帮助诊断。

349. 宫颈癌的就诊流程是什么？

宫颈癌的患者从看病到治疗，需要经历以下几个阶段：**活检**或会诊病理明确诊断、查体分期、治疗前常规检查、按照检查结论转入相应病房治疗。

患者就诊第一件事情是明确诊断：是不是真的得了宫颈癌？晚期患者的表现非常典型，有经验的医生通过查体基本就可以诊断。但是，治疗恶性肿瘤的手段往往是有不良反应的，如放、化疗，必须要有明确的病理报告证实。所以，第一步，是进行宫颈肿瘤的**活检**，如果外院已经进行**活检**并考虑宫颈癌，可以借外院病理切片会诊，避免重复**活检**，缩短等待时间。

医生通过妇科查体基本可以判断病情早晚，这种分期需要有经验的临床医生判断。

接下来，医生根据病情开出检查单，患者进行检查。为了减少患者等待的时间，医生多数情况下会建议患者在检查的同时进行治疗前的预约，两不耽误。

350. 早期和晚期宫颈癌都在一个地方看吗？

早期宫颈癌和晚期宫颈癌的治疗方案不同。一般来说，早期患者大多数进行手术治疗，晚期宫颈癌患者根据情况进行放疗或放疗加化疗。不同的医院对治疗资源的分配不同，有的医院放疗由专门的放射科进行，有的医院统一由妇科医生治疗。刚开始时，患者往往还不清楚自己是早期还是晚期，需要进行妇科查体来分期，所以，患者第一次看病时，建议先去妇科，由妇科医生帮助诊断和分期，再根据医生的建议转入相应科室。

351. 如何做好就诊前的准备？

三级医院门诊出诊医生在出诊时间内必须接诊大量患者，很难有充足的时间详细解答每一位患者提出的全部问题。患者就诊前最好做一些准备工作，提前梳理好向医生介绍的病情，需要问医生的问题，这样既可以节省时间，又可以避免因临时考虑而疏漏某些重要的细节。此外如果患者已在其他医院检查或治疗，应将已有的检查结果和病历资料带全，以便医生的进一步诊断和治疗。

352. 如何在医院选择就诊科室？

综合性医院多按照疾病系统和人体部位分类，专科医院多按照治疗方法和疾病部位分类。患者可根据所患疾病的部位和所属系统选择就诊科室。但对同一部位或系统，同时存在内外科不同治疗科室的问题。以肿瘤患者为例，没有做过手术治疗的初诊患者，根据病变部位可先选择外科手术科室就诊，已经手术后的患者或不能手术治疗的患者可选择放疗或化疗科室。患者在就诊前可以通过电话或网络查询各医院门诊科室设置，选择正确的就诊科室，避免挂错号。

353. 选择哪种方式预约挂号？

为方便群众就医，提高医院医疗服务水平。各个医院均在开展不同的预约挂号方式来缓解患者挂号排队和候诊等待时间长的问题。预约挂号方式主要包括电话预约、网络预约和自助挂号等。医院电话预约和网络预约方式多通过与第三方公司合作为患者提供方便，优点是有稳定的网络挂号平台，有大量的接线客服，解决患者排队挂号的困扰，但缺点是第三方公司客服缺少医学专业知识，患者在采取电话预约和网络预约前应了解医院的科室设置和挂号的号别。自助挂号是在医院挂号处、门诊大厅等显著位置放置的自助挂号机，方便患者在医院就诊后预约下次就诊时间。患者在就诊前了解就诊医院的预约挂号方式和预约挂号号别，合理安排时间挂号就诊。

354. 建立就诊卡、挂号须出示患者哪些身份证明的证件？

患者按规定必须用真实姓名挂号、就诊。凡到各医院就诊的患者须为实名制挂号，严禁使用非就诊患者的姓名建卡、挂号。在各医院办理就诊卡时，须出示患者身份证、户口本或驾驶证、老年证等有效身份证明进行建卡挂号。此外北京医保患者必须持北京医保社会保障卡办理就诊卡和挂号。

355. 医保患者就诊需要做好哪些准备？

医保患者到任何医院就诊，首先必须携带医保卡（本），以证实医保身份，进行医保结账。否则，没有医保证明者，会被默认为自费，造成费用无法报销。另外，就诊前应该详细了解好各种医保规定，因为各种医保政策因地区不同、病种不同也会有所差异，要按照要求提前办理如转诊、特病等相关手续。

356. 做哪些检查需要提前做好身体准备？

患者为确诊病情需做各种全身和专科检查。许多检查都需要患者提前做好身体准备，例如血液检查前空腹，肠镜检查前需要提前做**肠道准备**，妇科 B 超需膀胱憋尿充盈等。患者可根据检查申请单或预约通知单上的要求认真做好身体准备。

357. 医院里发的传单可信吗？

候诊区里游散人员传发的传单都是非法广告，不可信。严重影响了人们的视野，误导、欺骗了很多急于求医的患者。这些广告所宣传的医疗手段不仅没有及时为患者解除病痛，反而增加其经济负担，延误了病情的及时治疗。患者应清醒地识别违法医疗广告，谨防受骗上当。医院的宣传资料一般由医院内部人员发放。

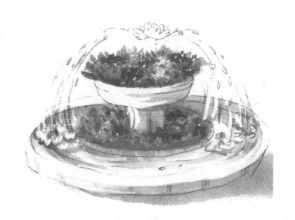

十、典型病例

病例一　早期宫颈癌治疗成功病例

患者女性，30岁，已婚，孕1产1，因"接触性阴道出血1年余，查体发现宫颈病变2个月"于2011年7月到肿瘤专科医院就诊。阴道镜下宫颈**活检**病理：鳞状细胞癌，妇科检查：外阴（－），阴道（－）；宫颈：直径4.0厘米，外凸结节2.0厘米，宫旁（－），肛诊（－）。SCC：2.1纳克/毫升。MRI检查：宫颈肿物2.0厘米，盆腔未见肿大淋巴结。入院诊断为：宫颈癌Ⅰb$_1$期。患者要求保留生育功能，2011年7月18日在全麻下做"广泛宫颈切除＋盆腔**淋巴结清扫术**＋宫体与阴道缝合成形术"，手术顺利。手术保留了患者的宫体和卵巢，术后病理示：宫颈鳞状细胞癌，淋巴结未见转移，宫颈和阴道切缘未见癌。患者术后恢复好，已有正常月经来潮，不需要补充放疗和化疗。出院随诊1年多，尚未发现异常。患者准备接受人工辅助生殖。

病例二　晚期宫颈癌综合治疗成功病例

患者女性，65岁，已婚，孕3产2，因"阴道不规则出血10个月"于2005年7月到肿瘤专科医院就诊。阴道镜下宫颈**活检**病理：鳞状细胞癌，妇科检查：外阴（－），阴道（－）；宫颈：后唇肿物3.5厘米，有触血；宫旁：左侧宫旁增厚达盆，右侧（－），肛诊（－）。SCC（2005年7月）：10.5纳克/毫升。MRI检查（2005年7月）：宫颈癌，盆腔未见肿大淋巴结。入院诊断为：宫颈癌Ⅲb。2005年7月至2005年10月做盆腔外照射放疗+腔内放疗，放疗中同时行顺铂增敏化疗。放、化疗结束后，肿瘤病灶消失，SCC恢复正常，影像学检查正常。门诊随诊7年多，未发现异常。

病例三 早期宫颈癌内镜微创治疗成功病例

患者女性，俄罗斯籍，36岁，已婚，孕2产2，因"阴道不规则出血6个月"于2011年5月到肿瘤专科医院就诊。阴道镜下宫颈**活检**病理：鳞状细胞癌，妇科检查：外阴（-）；阴道（-）；宫颈：后唇肿物3.5厘米，有触血；宫旁：（-）；肛诊（-）。SCC（2011年5月）：0.9纳克/毫升。MRI检查（2011年5月）：宫颈肿物3.5厘米，盆腔未见肿大淋巴结。入院诊断为：宫颈癌Ⅰb_1期。2011年5月9日全麻下做"腹腔镜下广泛全子宫切除+盆腔**淋巴结清扫术**+双卵巢悬吊术"，手术顺利。术后病理示：宫颈中分化鳞状细胞癌，淋巴结（-），宫颈和阴道切缘未见癌，浸润宫颈壁小于1/2。患者术后恢复好，不需要补充放疗和化疗。已随诊1年多，未发现异常，性生活正常。

病例四 手术成功病例

患者女性，31岁，汉族，已婚。2009年起出现阴道接触性出血，量少，未引起重视，未诊治。2011年2月起症状加重，出血量增大，到当地医院就诊，取宫颈组织**活检**，病理提示宫颈鳞状细胞癌，早期间质浸润。于2011年3月7日到肿瘤专科医院就诊。

妇科检查：外阴外观正常，阴道黏膜光滑，穹隆存在；宫颈直径3.5厘米，宫颈口周围可见小结节状肿物，质地脆；子宫中位，双侧宫旁组织弹性好；肛诊无异常。MRI检查：宫颈后唇可见小片不均匀略低信号区，建议结合**活检**；其余宫颈未见明显异常；宫颈管黏膜无明显增厚，期内未见明确异常信号；子宫肌层信号不均匀；双附件区未见明显异常；双侧髂血管区及腹膜后未见明确肿大淋巴结。SCC：0.5 纳克/毫升。

治疗情况：充分完成手术前准备后，于 2011 年 3 月 16 日做手术治疗，手术方式：广泛宫颈切除（保留子宫体及双附件）+ 盆腔**淋巴结清扫术**，术后恢复顺利。

术后病理：宫颈高分化早期浸润鳞状细胞癌，肿瘤侵犯深度约 0.5 厘米，宽度约 0.3 厘米，左右宫旁组织及阴道断端未见癌，淋巴结未见转移癌（0/39）。

随诊情况：2012 年 7 月复查 TCT：未见上皮内病变和恶性细胞。HPV（－）。超声：肝脏、胆囊、胰腺、脾脏、双肾未见明确结节及肿物；腹腔、腹膜后未见明确肿大淋巴结，膀胱充盈可，壁光整；子宫不大，内膜厚约 0.5 厘米；宫颈切除术后；双附件区未见明确异常。胸片：未见明确异常。SCC：0.3 纳克/毫升。

病例五　放疗成功病例

患者女性，50 岁，汉族，已婚。患者平素月经正常，半年前起无明显诱因下出现阴道不规则出血，量少，点滴状，为鲜红色血液；同时伴有阴道性生活后接触性出血。2010 年 7 月初在当地医院进行妇科检查，发现宫颈菜花样病变，取肿瘤组织**活检**，病理提示：宫颈中分化鳞状细胞癌。转到肿瘤专科医院后，妇科检查：外阴外观正常，阴道黏膜光，穹隆存在；宫颈直径 5 厘米，结节菜花状，宫颈管增粗；双侧宫旁组织增厚，达盆壁；肛诊无异常。MRI 检查：宫颈不规则肿物，最大截面约 4.8 厘米 × 5.2 厘米，边界不清；病变侵犯右侧宫旁组织，与膀胱间脂肪间隙模糊，与直肠壁分界不清；右侧髂内、髂外血管旁肿大淋巴结，大者约 1.6 厘米×2.0 厘米；左侧髂血管旁淋巴结，直径约 0.5 厘米。SCC：37.0 纳克/毫升。临床诊断为宫颈鳞癌ⅢB 期。

治疗情况：完善各项治疗前化验及检查后，于 2010 年 7 月 26 日起开始同步放、化疗：体外放疗采用调强放疗："95% PTV = 50.4Gy/1.8Gy/28f，95% PGTV = 54.4Gy/2.3Gy/28f"。腔内放疗："阴道二盒 1 次，源旁 1cm 剂量 10Gy，宫腔管 5 次，A 点剂量 35Gy"。同步增敏化疗：顺铂 40mg，每周 1 次，共 5 周。治疗于 2010 年 9 月 3 日结束。

治疗效果：治疗后妇科检查：外阴外观正常；阴道黏膜光整，阴道上段狭窄；宫颈直径 1.5 厘米，萎缩，表面光滑；子宫萎缩；双侧宫旁条索状增厚；肛诊无异常。MRI 检查：宫颈未见明确结节及肿物，宫体内膜及肌层未见明确异常，腹膜后未见明确肿大淋巴结，双附件区未见明确肿物。治疗后 SCC：0.7 纳克/毫升。

随诊情况：目前患者一般状况良好，可胜任日常生活及工作，定期复查均正常。

病例六　早期宫颈癌综合治疗成功病例

患者女性，53 岁，汉族，已婚。患者 2010 年起无明显诱因下出现下腹坠胀不适伴腰酸，未诊治。2011 年 2 月起出现阴道不规则出血，量时多时少，伴水样阴道排液，点滴状，自服中药无缓解。2011 年 3 月在当地医院取宫颈组织**活检**，病理提示：宫颈中分化鳞状细胞癌。转到肿瘤专科医院后，妇科检查：外阴外观正常，阴道黏膜光滑，穹隆存在；宫颈直径 6 厘米，结节菜花状；子宫中位，双侧宫旁组织弹性好；肛诊无异常。MRI 检查：宫颈肿物，最大截面约 4.0 厘米×6.0 厘米；病变未侵犯宫旁组织；双侧髂外及腹股沟血管旁散在多发淋巴结，大者直径约

0.6厘米；左侧髂血管旁淋巴结。SCC：3.6纳克/毫升。

治疗情况：完善各项治疗前化验及检查后，于2010年4月12日起开始新辅助化疗。化疗方案：紫杉醇+卡铂，共完成2周期化疗。

化疗效果：化疗后妇科检查：外阴外观正常；阴道黏膜光滑；宫颈直径3.5厘米，局部肿瘤消退，仅上唇可见结节肿物，直径约2.0厘米；子宫中位；双侧宫旁弹性好；肛诊无异常。SCC：1.3纳克/毫升。

手术情况：充分完成手术前准备后，于2011年5月25日行手术治疗，手术方式：广泛全子宫双附件切除+盆腔淋巴结清扫术。术后恢复顺利。术后病理：宫颈中分化鳞状细胞癌，肿瘤累及宫颈内1/2，未累及阴道及宫体下段，左右宫旁组织及阴道断端未见癌。

随诊情况：目前患者一般状况良好，定期复查各项指标均正常。

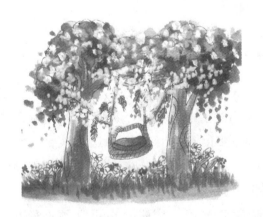

十一、名家谈肿瘤

增强"自我科学抗癌"意识

陆士新，著名肿瘤病理生理学专家，研究员，中国科学院院士

癌症已成为我国人群死因的首位，具有发病率高、死亡率高、治疗费用高等特点，因此，人们"谈癌色变"。目前，学术界普遍认为对癌症不要恐惧而要防治，癌症是"可防可治"的。肿瘤防治的关键仍然是要坚持以人为本、自我抗癌，实施预防为主、防治研相结合，大力做到肿瘤防治"三早"，即早期预防、早期诊断和早期治疗；"三早"是癌症"可防可治"的核心和基础。世界卫生组织也强调：三分之一的癌症是可以预防的，三分之一的癌症患者通过早期诊断并得到合适的治疗是可以治愈的；三分之一的癌症患者通过治疗，可以减轻痛苦，延长生命。人群的自我抗癌意识和信念至关重要，因为如无自身防癌意识，接触致癌因素而不自知，一旦患上癌症已成晚期，延误了病情。

控制癌症应当以早期预防为主，我们究竟应该怎样做才能实现"三早"呢？首先，我们要积极增强"科学自我抗癌意识"，注意在生活中远离致癌因素，并积极做到合理营养、适当运动、戒烟限酒、心理平衡等健康生活方式，自我预防癌症发生。近二十几年来，在我国食管癌、肝癌、胃癌等肿瘤高发区所进行的病因学调查研究的基础上，开展了国际上最先进的大规模人群预防研究，现在已取得可喜的成果，树立了癌症"可防"的典型，

并增强了我们对癌症可以预防的信心。

癌症的发生发展是多阶段逐渐演变的过程，在癌前病变和早期癌阶段就进行治疗是可以不发生癌症或可以被治愈的。什么是癌前病变呢？癌前病变是指人体组织中某些细胞在人体内外环境中的物理、化学、生物以及慢性炎症等刺激因素长期不停地作用下，细胞形态和分子组成发生有变成癌趋向的病理变化，再经过一段时间后，这种病变的一部分或少部分可能发展演变成癌。但是，癌前病变患者在去除物理、化学、生物以及慢性炎症等刺激因素，或给予化学干预（治疗），癌前病变可以被逆转为正常。"癌前病变"发展成侵袭性癌的过程一般需要 10 年左右的时间。如在林县我们发现食管上皮重度增生的人，经增生平治疗可以逆转为正常，成功阻断了重度增生上皮演变成癌。因此，预防及治疗癌前病变，对预防肿瘤有着积极意义。

癌前病变和器官组织的炎症与不典型增生密切相关，炎症往往伴随细胞重度增生（不典型增生，原位癌），我们已知的一些病变如：食管上皮重度增生、胃的瘢痕性溃疡、萎缩性胃炎、胃息肉、慢性支气管炎、肝细胞不典型增生、宫颈糜烂或息肉、乳房囊性腺病、乳腺导管内乳头状瘤、溃疡性结肠炎、结肠腺瘤及结肠息肉、膀胱黏膜上皮增生及化生、鼻咽部柱状上皮及不典型化生等都可视为癌前病变，上述的癌前病变的长期存在与发展就可能转变为癌症。因此，个人应积极治疗器官组织的炎症和严重增生性疾病是预防癌症的重要措施。

在生活中，我们究竟应该怎样做才能实现肿瘤的"早期发现，早期治疗"呢？首先，进行自查，要早期发现癌瘤，除医生的检查外，自我检查也是非常重要的。如乳腺癌等往往是自查发现肿块的，所以要经常进行自我检查。除自查外，要重视每年正规体检，体检也是"早期发现"癌瘤的重要途径。癌瘤"早期治疗"是非常重要的，它直接影响患者的生存；有研究表明：

肿瘤大小与手术后生存率密切相关，肿瘤直径越小相对生存率就越高，肿瘤直径越大相对生存率就越小。一旦发现肿瘤应及早到医院进行规范化治疗。但治疗肿瘤也不是什么治疗手段都用上才好，要防止"过度治疗"。

普及癌症知识是预防癌症的重要手段。在癌症防治工作中，要有更多的有关癌症方面的科学普及读物问世，以利于群众增强"自我科学抗癌"意识，来改变癌症不可预防和无法治疗的观点，并积极行动起来，做到"三早"，控制和预防癌症。

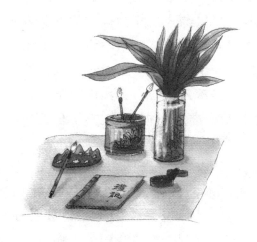

五十年来我国肿瘤防治工作的发展和体会

孙燕，著名肿瘤内科学专家，主任医师，中国工程院院士，中国医学科学院中国协和医科大学名医

回顾半个多世纪我国临床肿瘤学的发展，真有些沧桑之感。新中国成立初期，由于当时卫生的状况，肿瘤学不被重视。直到建国10年以后我国才开始重视肿瘤问题，并启动了比较全面的规划、建设和研究。我有幸在1959年调入肿瘤医院（当时称日坛医院），正好参加我国几位临床肿瘤学元老，吴桓兴教授（时任中国医学科学院肿瘤医院院长）、金显宅教授（时任中国医学科学院肿瘤医院顾问）和李冰教授（时任中国医学科学院肿瘤医院党委书记兼副院长）的领导下对我国临床肿瘤学的发展进行的讨论，并制定了以综合治疗为模式的发展方向。随之，就临床肿瘤学发展达成4项共识，即预防为主、中西医结合、基础研究与临床研究结合、综合治疗。虽然在今天，综合应用现有手段诊断、防治肿瘤已经深入人心，为国内外学术界所接受，但是这在当时的条件下就能准确把握总攻方向还是难能可贵和具有远见的。

在十年浩劫中肿瘤工作受到极大破坏。人员被下放，甚至连苦苦积累的病理标本都被埋掉。但在1972年周恩来总理冲破"四人帮"的阻挠，对肿瘤工作做出了重要指示：肿瘤是多发病、常见病；应当深入调查摸清我国的发病情况，并采取预防措施；结合我国具体情况和实践经验编写我国自己的参考书；大力开展高发区研究等等，明确了我国肿瘤学前进的方向，也成为我们开展工作的重要指导原则。

改革开放以后，我国临床肿瘤学事业得到了飞速的发展，各省市都建立了肿瘤医院，很多综合医院也成立了肿瘤科，研究工作也得到发展。

肿瘤内科治疗也已经有了很多进展，相当多的常见肿瘤，如滋养细胞肿瘤、急性白血病、睾丸肿瘤等，已经可以通过内科治疗达到根治；另一些常见肿瘤，如乳腺癌、肺癌、大肠癌、胃癌和骨肉瘤等，内科治疗也都占有相当重要的地位。此外，我们在肿瘤治疗理念方面已经有了很大进步，例如多种方法和途径的综合治疗、加强预防术后播散，特别是远处转移的内科辅助治疗研究、重视生存率和生活质量的提高等。

近10年来，不断有新的针对肿瘤受体、调控和生长关键基因的靶向药物问世，从分子、受体、信号传导等方面的研究把病因、预防和治疗很好地连贯起来。分子靶向治疗虽然在现阶段还不能完全替代传统的手术和放化疗，但其重大意义在于可以使治疗更具靶向性，更好地实现治疗个体化。而根据肿瘤的分子靶点决定治疗方案的策略与我国传统医学理论中的"辨证论治"和"同病异治、异病同治"不谋而合。靶点的诊断必然会成为未来肿瘤诊断以及个体化治疗方案制订的必要步骤。对患者的靶点监测也应该受到重视。

我们已经开始思考什么是我国临床肿瘤学的特点，其中包括：中西医结合，辨证论治——提高预见性；同病异治、异病同治——实现有的放矢；循证医学、规范化、个体化；扶正祛邪——重视宿主情况、基础疾病、免疫和骨髓功能重建等；治未病——重视预防、重视防止复发；以人为本——重视生活质量和远期结果等等。

最近，美国著名临床肿瘤学家 DeVita 在一篇题为"癌症研究200年"的文章中系统复习了有关肿瘤诊疗的进展情况。可以看出近百余年来人们对肿瘤的认识已经有了长足的进展和提高。在20世纪70年代由于综合治疗，儿童期白血病和霍奇金病的疾病特异性死亡率开始显著下降。在引入常见癌症（例如乳腺癌和结肠癌）的更好早期诊断和预防措施以及有效辅助治疗之后不久，总死亡率开始下降。所有癌症的5年相对生存率在通过《国家癌症法案》之前的20世纪60年代末为38%，而现在为68%。在美国，癌症总死亡率从1990年开始下降，自此以后总体已下降24%。对2015年的直线推测提示，癌症死亡率的总绝对下降将约为38个百分点。所以，我们对制服肿瘤的前景应当是乐观的，但这无疑需要几代人艰辛的努力。

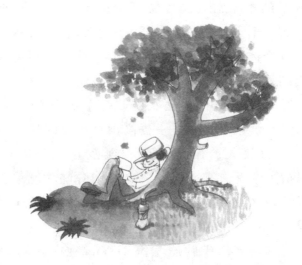

少吃多动　预防肿瘤

程书钧，著名实验肿瘤、肿瘤化学和遗传毒理学专家，研究员，中国工程院院士

科学研究表明，终身维持健康的体重是预防肿瘤最有效的措施之一。超标体重和过于肥胖，会促进某些肿瘤发生，包括食管癌、胰腺癌、结直肠癌、肾癌、子宫内膜癌和绝经后的乳腺癌。肥胖是这些肿瘤发生的非常重要的促进因素。肥胖和体重超标还会增加许多慢性病（如高血压、脑卒中、冠心病和 2 型糖尿病）发生的机率。肥胖会影响许多激素和生长因子的水平，肥胖人群胰岛素样生长因子 1、胰岛素和瘦素水平均升高，性激素在肥胖相关肿瘤中也起重要作用，因为脂肪组织是性激素合成的重要场所，性激素水平过高可使子宫内膜癌和绝经后的乳腺癌发病率增高。肥胖者常伴有轻度炎症状态，脂肪细胞会产生一些促炎性因子，而慢性炎症会促进肿瘤发生。因此避免肥胖在肿瘤预防中占有重要地位。

如何避免肥胖？关键在少吃多动。美国有个诺贝尔生理和医学奖获得者 Brenner 讲过一段有趣的事，他说，人在古代的时候，因为生活环境很艰苦，吃的东西很不够，主要靠打猎为生，所以他老是到处要找吃的。多少年、多少代传下来的人就是那些有很强吃的欲望的人，他们下丘脑逐渐形成老想吃的兴奋灶，这就是我们现代人为什么老想吃的原因。可是到了今天，诸位吃东西用不着像古代那样去找了，古代是找到什么就吃什么，现在你家里伸手就拿得到东西吃，可是我们大脑的兴奋灶还在那里，还叫我们吃、吃、吃，其实你肚子一点都不饿，只是为了满足这个兴奋

灶，你就老要吃，没有事的时候要吃，看电视也要吃，造成你营养过剩。储存过多的营养的最佳方式就是把它转化成脂肪（而不是蛋白质和碳水化合物），这种储存的能量可以很好去应对饥饿，这在古代艰苦的条件下是十分必要的，因此，过度营养转成脂肪而导致肥胖也是进化选择的结果。

导致超重的原因除吃的过多外，另一个原因就是体力活动太少。因此，合理必要的体力活动是极其重要的。研究表明，合理的体育活动，对预防和降低结直肠癌、乳腺癌、子宫内膜癌、胰腺癌、肾癌等都有良好作用。少吃多动，保持健康的体重和避免肥胖能预防和降低包括肿瘤在内许多慢性代谢疾病的发生，这是有深刻的科学道理的，是迄今为止科学上证明了的最有效的办法。人们生来就有点爱吃不爱动，我们懂得上述的科学道理后，就需反其道而行之。为了你的健康，预防肿瘤，少吃多动。

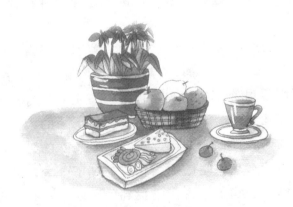

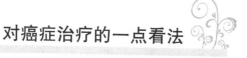

对癌症治疗的一点看法

殷蔚伯，著名肿瘤放射学专家，主任医师，中国医学科学院肿瘤医院放射科首席专家

一、癌症不再是不治之症

20世纪初肿瘤患者的5年生存率只有5%，身患恶性肿瘤几乎就等于死亡，因此人们谈癌色变。为此，人类开始致力于攻克肿瘤的研究，由于诊断及治疗技术的改进与发展，癌症患者的5年生存率在不断地提高，20世纪30年代为15%，60年代为30%。近半个世纪以来，随着CT、MRI、PET-CT等各种诊断设备与技术的应用与提高，促进了对肿瘤的早诊、早治；同时在治疗方面，无论是手术、放射治疗还是药物治疗都有了飞速的发展，至20世纪90年代肿瘤患者的5年生存率提高到45%。2012年美国癌症协会发表统计报告显示：1975～1995年间在美国确诊的癌症患者治疗后5年生存率为49%，而到2001～2007年提高至67%。由于绝大多数肿瘤复发与转移发生在癌症诊治后的5年以内，因此医学上用5年生存率来表示癌症的治疗效果。对肿瘤患者来讲，生存超过5年以后再次出现复发或转移的机率就已经很低了，因此，5年生存率常常也代表着治愈率。现在我国诊治癌症的水平与国外大体相当。我们有理由相信癌症的治疗结果将来会更好。所以说癌症不再是不治之症。

不同部位的癌症治愈率有所差别，一般来说，表浅的癌症较深部脏器的癌症治愈率高，如女性乳腺癌、子宫颈癌、男性前列腺癌等治愈率高，而肺癌、胰腺癌等的治愈率相对较低。同一种癌症的早期与晚期的治愈率也不一样。早期乳腺癌、子宫颈癌、男性前列腺癌等患者的 5 年生存率可达 90% 以上，显著高于晚期患者；即使是**预后**差的如肺癌、食管癌也同样是早期患者的生存率显著高于晚期。所以我们倡导早期发现、早期诊断、早期治疗。当有异常发现时应尽早去医院检查。现在不少医院开展了防癌普查服务，可定期去检查。

二、癌症不是急诊

著名的肿瘤学家吴桓兴教授不断的告诫我们癌症不是急诊，他的意思是不要一诊断癌症就仓促治疗，而是强调在治疗前应进行必要的检查，制订周密的治疗方案。因为癌症的首程治疗至关重要。首程治疗不当，往往很难补救。他形象地比喻为就像剪裁衣服一样，裁的不好，很难补救。当然，患者被诊断出癌症后必然很着急，但要沉着，进行必要的检查，有时需要多学科的会诊后再进行治疗。精心地战前准备是取得胜利的重要保障。

三、现代的肿瘤放射技术

放射治疗学发展虽然已有 100 余年的历史，但较医学发展史而言，其历史短，不为人们所熟知。作为一名放射治疗科的医生，我愿意介绍一下现代的放射治疗学。放射治疗主要用于治疗恶性肿瘤，是治疗恶性肿瘤的三大主要手段之一（即手术、放射治疗及药物治疗）。早期放射治疗是通过放射性同位素^{60}钴产生 γ 射线或由直线加速器产生高能 X 射线和电子线来完成，也叫二维放射治疗技术，照射范围只能产生不同大小的长方形和（或）正方形**照射野**。但肿瘤生长的范围并不规则，放射治疗在杀灭肿瘤的同时，大量的正常组织也受到损害，导致了相应的放疗并发症。同时，为了避免对正常组织及器官产生不能接受的并发症，有时不得不减少照射剂量，致使肿瘤局部控制率下降或照射治疗后肿瘤复发率增加。

由于影像技术及电子计算机的发展，放射治疗从二维走到三维及四维治疗技术，即三维适形放射治疗、调强放射治疗、影像引导下放射治疗及自适应放射治疗等。换句话说，更准确、更精确的照射，能更好地照射肿瘤、同时更少地照射周围正常组织，其结果是提高肿瘤的治愈率，降低对正常组织的副反应。这些新技术的优势在一些肿瘤的治疗方面表现突出，如头颈部癌、前列腺癌等等。同时，这些新技术带来的是要在治疗前作更多细致的工作，如先行 CT（或 PET-CT）定位，在 CT 图像的每一层面上勾画肿瘤及一些正常器官，要用计算机软件即治疗计划系统计算出最合适的方案，因而放射治疗准备的时间相对较常规放射治疗长。近年来，发展的立体定向放射治疗，对一些小的肿瘤能治愈而无显著的副反应，如早期非小细胞肺癌等。但应该指出的是，如同所有的治疗方法一样，放射治疗也有其局限性，它也不能治疗所有癌症，需要结合每种癌症的特点，联合手术、药物治疗等方法综合治疗进一步提高疗效。

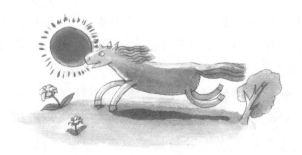

面对癌症作战的现代策略

储大同，著名肿瘤内科学专家，主任医师，中国医学科学院肿瘤医院内科首席专家

一、癌症的发生发展规律

在我们每个人的身体里，实际上都存在着不同的突变细胞。一旦身体的免疫监视功能不能发现、攻击这些突变细胞的时候，它就会由一个变两个，两个变四个，四个变八个，呈指数级增长，在很短的时间内就能变成肿瘤。直径 1.5 厘米的一个球形结节就已含有 35 亿癌细胞（3.5×10^9）了。这时候就可以被螺旋 CT、核磁共振扫描、PET/CT 等先进的仪器发现了。大家想想 35 亿癌细胞是个很大的数量！一些患者来就诊时已是癌症晚期，肿瘤细胞的计数远远超过这个数量，甚至能按斤计，肿瘤细胞数长到 12 次方，人就牺牲了。我们平常治疗肿瘤怎么治？早期可以切除，争取治愈。但当肿瘤细胞数量到 11 次方时已经转移得到处都是，没有切除的机会了。这时就应该使用有效的全身治疗手段，如化疗、靶向治疗、生物免疫治疗等，把肿瘤细胞的数量杀到 10^9 数量级以下，再想法不让它抬头。如果原发肿瘤在肺，我们称之为肺癌，可能转移到肝脏，也可能转移到骨头、转移到脑部。但是这里应该走出一个误区，癌细胞转移到肝脏的时候不能叫肝癌，只能说是肺癌的肝转移，以此类推。转移到全身各处以后，癌细胞总数量达到 11、12 次方时那是非常晚期的，因此，我们特别强调，肿瘤要早期发现，早期治疗。

二、不要谈化疗就色变，你有机会重振免疫力

一旦到了晚期，是否就完全不能治愈，就只能放弃了？当然

不是！其实，得了肿瘤，打仗的战略设计非常重要！怎么掌握好治疗手段-肿瘤组织-机体免疫力的三点平衡是一个极其重要的方面。很多人一听化疗都谈虎色变，觉得不能做。实际上我们要分析，肿瘤能够抑制机体免疫功能，肿瘤发展得越严重越抑制免疫功能！反过来，免疫功能提高了也能抑制肿瘤。比如放疗和化疗，既能够攻击肿瘤，对自己的免疫功能也是打击。所以治疗中机体的免疫功能跟治疗手段、肿瘤之间是三点平衡的关系。你不能光看放、化疗对身体的伤害。肿瘤被消灭以后，肿瘤对免疫功能的抑制就自然而然解除了。而放、化疗结束后它们对免疫功能的伤害也立即解除。所以我们任何一位患者在治疗时一定要把三点平衡的关系分析好。手术作为重要的治疗手段把肿瘤的大本营切掉，肿瘤细胞的数量急剧下降，对免疫功能的抑制一下子就被解除了。这时候再用放疗、化疗，进一步消灭残存肿瘤，虽然对免疫功能可能造成一定程度的暂时性抑制，但把肿瘤消灭以后，使肿瘤细胞的数量更进一步减少，这样肿瘤对免疫力的抑制更进一步得到解放。细细掂量如果用各种手段把转移灶中癌细胞总数减少到 3.5×10^9 以下，身体是完全有机会恢复免疫功能的！

三、利用高科技时代优势与肿瘤长期和平共处

对癌症作战的现代战争是建立在常规武器和信息网络系统高度协同配合的战略设计之上的。即科学合理地将手术、化疗、放疗与生物靶向治疗、免疫治疗、中医药治疗等有机地结合，达到全歼肿瘤并长期压住肿瘤的发生细胞（干细胞），使其永不抬头。之所以很多人的晚期肿瘤被治愈，就是因为将肿瘤细胞数量消灭到35亿左右后，再通过各种手段压住肿瘤干细胞并将免疫功能恢复到患肿瘤之前的状态。这时候残留肿瘤细胞的数量和机体免疫功能实际上已经达成了一个新的平衡状态。而这种平衡状态，在分子靶向治疗的时代，你如果有能力、有信心去努力，在医生的帮助下是完全可以争取实现的。也就是说，到那时你的机体与肿瘤已经成了长期和平共处的双方，而这种状态经过努力完全可能持续一辈子。

分子靶向治疗是近年来的新生事物。由于科学家们发现了很多癌基因能驱动肿瘤的生长，因此就把它们叫做驱动基因。可喜的是也有很多新药能针对这些基因起到抑制作用，有效率都能在50%～70%，控制率都能达到80%～95%，均远远超过化疗。目前临床常用的分子靶向药物也已经有十几种。即使没有驱动基因存在的肿瘤，用一些影响微环境的靶向药物把它们的信号传导通路阻断，也能配合化、放疗作战而大大提高它们的疗效。

国际上有资料显示有些老人去世时不是因为肿瘤死亡，而是因为糖尿病、心血管疾病等原因。但在做尸检时却发现这些老人中很多人患有乳腺癌、前列腺癌等恶性肿瘤，但他们并不是死于癌症，而是死于其他疾病，这些人体内的癌细胞恰恰处于35亿左右的数量。这说明什么问题呢？说明他们生前有能力长期与这些癌症抗衡，达到一辈子和平共处的目的。在当代高科技发展的分子靶向治疗时代，就更具有做到这点的物质基础了。展望未来，让谈癌色变即将变成历史吧。

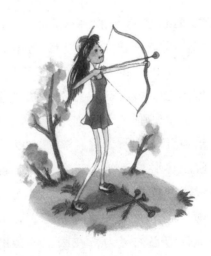

防治肿瘤，从改变自己做起

唐平章，著名头颈肿瘤外科专家，主任医师，中国医学科学院肿瘤医院前院长

说起肿瘤，大家心里不免咯噔一下，说是"谈癌色变"恐怕也不为过吧。虽然目前对肿瘤的诊治水平已经有很大提高，总体上一半以上的恶性肿瘤患者能够被治愈，但离彻底攻克它还有很长的路要走。下面结合我个人30余年的临床经验，就肿瘤预防、诊治谈一些自己的看法。

肿瘤有恶性和良性之分，良性肿瘤一般不会对生命造成太大损害，恶性肿瘤也就是我们通常说的癌症。癌症是人体生长到一定时机体细胞发生转化引起的肿瘤，生长不受限制而且容易出现转移，即使治疗后也可能复发。癌症病因复杂，其发生有些协同因素，它们或单独引起或加速癌症的发生。这些因素包括烟酒刺激、电离辐射、不当的生活方式和饮食习惯等。预防癌症的第一步就是减少这些因素的刺激。如吸烟可引起口腔癌、喉癌、肺癌等多个脏器肿瘤，过量饮酒可引起口腔癌、下咽癌、食管癌等，而长期食用腌制食品和食管癌的发生关系密切。特别是大量烟酒刺激，临床上可见有的患者每天喝半斤到一斤酒，吸1～2包烟。下咽和食管黏膜在长期刺激下发生病变导致癌症的多点发生。电离辐射虽然普遍存在于我们生活当中，如医院的X线检查、CT、核素扫描、家庭装修中的不合格石材等，我们也基本上不会想到过多接触会对自身造成什么影响，但甲状腺癌、白血病的发生与它的确有明显关系，尤其是对胎儿、儿童影响最大。1986年，前苏联切尔诺贝利核事故就是个例证，事故发生后的二十年间，

该地区周边儿童的甲状腺癌发生率升高了几十倍。还有不良的饮食习惯，如吃饭太快、经常吃烫得食物、偏食、不爱吃水果等，均会对上消化道黏膜产生不良影响。预防癌症，还要保持健康向上的生活态度，经常锻炼身体，培养乐观的心态。积极乐观的情绪可以调节因压力而分泌的皮质醇和肾上腺素等激素的水平，增强机体免疫力。而有积极乐观心态的人身心更健康，死于心血管疾病的机率更低，肺部功能也更健全。预防癌症，应当定期体检，做到早诊、早治。有些癌症也有一定遗传性和家族性，癌症患者的子女较普通人得癌的机率更大，因此应当定期**筛查**，发现后尽早处理，治疗效果也会比较理想。

如果已诊断明确是癌症，应当如何应对呢，有四点建议提供给大家：

首先，建议初次就诊患者应当在有肿瘤治疗经验的正规医院就诊，切莫病急乱投医。对肿瘤的初次治疗十分关键，但由于国内医疗条件地区差异较大，不规范治疗屡见不鲜，患者可能因此而遭受多次治疗的苦痛，疗效一次比一次差。此外，误信游医、偏方、小广告，这些常常含有"包治""不用手术、放化疗""即刻缓解痛苦""祖传秘方"等诱人宣传，经常散布于医院周围，不仅给上当者造成经济巨大损失，更重要的是贻误最佳治疗时机，早期变晚期，能治疗的变成不治之症。目前治疗肿瘤的主要方法包括手术、放疗、化疗、分子靶向治疗等，主要根据患者的个体状况，肿瘤的部位、类型、分期采用不同的治疗方法。如早期喉癌可采用单纯手术、单纯放疗或激光治疗的方法，而晚期喉癌应用手术和放疗相结合的综合治疗；绝大部分甲状腺癌可单纯手术治疗，无需放、化疗，如病变侵犯广泛时可在甲状腺全切除后行[131]I核素治疗。不同肿瘤均有一定的诊治规范，我院的综合查房制度更加保证这些患者得到个体化、科学、合理和有效的治疗方案。综合查房制度是我院针对复杂、疑难或需要多学科共同讨论的病例，召集包括外科、放疗科、肿瘤内科、诊断科、病理科医师一起研讨确定治疗方案的查房制度，特别是针对像下咽癌、乳腺癌、肺癌等这些需要多学科综合治疗的病种，在查房过程中确定患者的肿瘤范围、手术切除范围、功能重建方法、放化疗时机等等，使得患者在开始治疗前就确定了完整的治疗方案。

其次，肿瘤患者治疗时应做好家庭内部计划，安排好人员和经济保障。治疗肿瘤时间短则一两周，长则数年，通常为 1~2 个月。治疗时应安排好家人进行照顾和护理，家人的陪伴和呵护也是对身心遭受癌症折磨患者的一种安慰。虽然说现在来看病不至于砸锅卖铁、出卖房子家当，全民医保也覆盖了中国 90% 以上的人口，但治疗肿瘤的费用在几千至数百万不等，诊断措施有廉、有贵，一些化疗药物每个疗程都在几万以上，对一个普通家庭也是一笔不小的花销，因癌致贫常有发生，所以应当根据患者家庭经济状况量力而行，不要影响家庭其他成员的基本生活保障，医生们也会根据患者家庭的实际情况制订相对合理的诊治方案。

再次，肿瘤患者治疗后应坚持定期复查，因为肿瘤治疗失败 50% 以上是因为复发引起，而复发多在治疗后的 5 年之内，部分复发患者还可通过治疗达到根治效果，因此建议治疗后 1~2 年内每 3 个月复查 1 次，2~5 年内每半年复查 1 次，5 年以上的患者每年复查一次，坚持严格的复查制度是提高治疗效果的另一保证。

最后，对于某些特定肿瘤，肿瘤患者应习惯和学会与瘤共存，调整心态，提高生活质量。临床表现最突出的是结节性甲状腺肿（良性），目前甲状腺肿瘤的发病率全世界都在升高，特别是结节性甲状腺肿，由于其生长缓慢，可以几年甚至几十年缓慢生长，对患者的生活及工作影响不大，而手术治疗又不易彻底切除，还存在复发可能，因此临床目前均建议观察，不必要手术。

患者应该调整心态，做到和肿瘤"和平共处"。另外，还有一些特殊类型的肿瘤，如腺样囊性癌，容易出现远处转移，也是生长缓慢，对放、化疗并不敏感，临床上尚没有行之有效的治疗措施，但肿瘤的发展非常缓慢，这段时间非常长，因此患者应当学会坦然面对，提高这段生活质量，千万不要自己吓唬自己。

总之，肿瘤的防治都要必须从改变自己做起，谚语说"自助者，天助之"也就是这个意思，不仅要保持乐观向上的心态，健康良好的生活方式，尽量节制烟酒等不良刺激，更要在患病后保持清醒的头脑，做好长期抗癌的准备，在正规的医院制订科学合理的治疗方案，并定期**随访**。相信这些措施一定能达到目前最好的治疗效果！

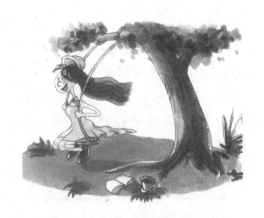

勇气创造奇迹　科学铸造明天

赵平，著名腹部肿瘤外科专家，主任医师，全国政协委员，中国医学科学院肿瘤医院前院长

刘晓林先生是一位优秀的教师，他培养的学生可谓桃李满天下。然而，这位受人爱戴的人却突遭横祸，使他陷入苦难之中。去年过生日，一杯酒下肚，刘晓林先生感到胃部灼痛。他的一个学生安排他去一家医院做检查，这位学生是这家医院的院长，为老师跑前跑后。做胃镜时发现老师的胃窦部有溃疡，**活检**病理证实是腺癌。尽管她没有告诉老师真相，刘晓林先生还是从那张苦笑的脸上发现了破绽。刘晓林先生偷偷从病例中看到那些可怕的字眼，犹如晴天霹雳，晕倒在医院。他不能相信自己得了癌症，他一生没有做过坏事，也没有休过一天病假，怎么会"突然得了癌症？"一定是医院搞错了。他又去了几家医院，医生们都说第一医院的诊断是准确的。刘老师顿时觉得世界马上陷入黑暗与恐怖之中。尽管家人苦苦相求、相劝，朋友送来的补品堆满房间，刘晓林先生还是惶惶不可终日，茶饭难进。他有时觉得如果不吃饭也许会饿死肿瘤，他整天抱着肿瘤书籍苦苦探寻，祈望找到治疗癌症的绝招。然而，他却始终没有听从医生的劝导去做手术治疗。表姐告诉他，"癌症一做手术就会扩散全身。你姐夫要是不做手术也不会死的那么快！"肿瘤医院门口有不少"热情的人"推荐治疗癌症的祖传秘方，他们许诺包管治好刘老师的病，还向他出示已经治愈癌症患者的心得体会。刘老师彻底迷茫了，在困惑中花掉几万块钱也没有觉得见效。有个得甲状腺癌的同学已经活了5年，在他的劝导下，刘晓林去青海的一个寺庙求助保

佑，据说不少癌症患者喝了那里的"圣水"后癌症消失了。折腾了几个月，有一天刘晓林发现大便呈柏油状，同时他感到心慌、气短，家人看他面色苍白，出冷汗，把他送进医院，送进手术室。手术中发现胃癌已经扩散，并转移到肝脏。最佳的治疗时机不幸被错过了。

导医的忠告：癌症的发病率受社会发展的影响在继续上升，尤其是人口老龄化和工业化进程导致癌症的新发人数与年俱增。当我们不幸患了癌症，重要的是不能被吓倒。癌症是可以治愈的，世界卫生组织提出40%的癌症通过早诊、早治可以治愈，可以长时间生存。因此，癌症不等同于死亡。刘老师如果得知患高血压、糖尿病，他不会面临天崩地裂的恐惧，更不会丧失理智乱投医。然而，值得注意的是现在癌症已经正式被列入慢性非传染性疾病的系列，说明许多人认为得了不治之症，被死亡的阴魂吓破了胆。美国发现在尸检时许多人患有癌症，生前没有症状或没有被诊断，说明即使身体内有肿瘤，与瘤共存也不是天方夜谭。癌症是恶魔，但是与其吓死，不如抗争求活。最近20年，恶性肿瘤的诊治有跨越式进步，放射治疗设备的进步使恶性肿瘤的放射更加精确和有效；放射治疗的治愈率不断提高。肿瘤内科治疗也努力规避化疗对于全身的副作用；靶向治疗的效果不断创造出惊人的奇迹。外科手术仍是肿瘤治疗的首选方案，外科对器官的人文保护使许多患者减少残疾和心理伤害。多学科的综合治疗使治疗的方案更加合理、更加有效。作为肿瘤专科医生，我们可以说许多肿瘤已经能够治愈。虽然，对于刚刚发现肿瘤的患者，医生常常按家属的意愿用善意的"谎言"掩饰病情真相；但是并不等于医生失去治愈的信心；我们的经验不仅已经可以让许多患者得到长期的生存，而且我们已经注意到关注肿瘤患者的生活质量。保留乳房的乳腺癌手术、保留肛门的直肠癌手术都已经在临床广泛应用。微创治疗也大大减少患者的创伤而达到治疗的效果。北京的抗癌乐园有上万名会员都是癌症患者，他们不仅一起抗争癌症，而且他们还组织文艺活动、体育锻炼改善身体机能，调节心理状态，使越来越多的肿瘤患者赢得生存，也享受了生存的质量。抗癌是一场没有硝烟的战争，争取活下去，能够赢取第二次生命的人就是英雄。勇气创造奇迹，科学铸造明天。

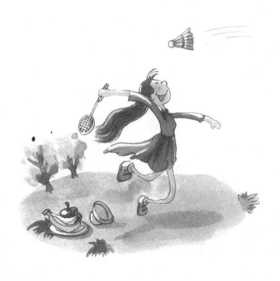

十二、名词解释

1. **备皮**：手术前将手术部位按要求剃除体毛及清洁局部皮肤，以减少术后感染的机会。

2. **表皮生长因子受体（EGFR）**：指正常上皮细胞/或来源于上皮组织的肿瘤细胞表面表达的一种蛋白质。它与血液中或肿瘤细胞自身分泌的一种叫做表皮生长因子的物质具有配对结构，能被表皮生长因子识别并和它结合，因此叫做表皮生长因子受体。

3. **冷冻检查**：又称冷冻切片检查，即手术中将切下的组织经低温快速冷冻后行快速病理检查，是绝大多数疾病在手术中明确诊断的方法，大约30分钟即可出结果。

4. **肠道准备**：检查或治疗前需要做肠道的清洁准备工作。

5. **肠屏障功能**：是指肠道上皮具有分隔肠腔内物质，防止致病性物质侵入的功能。正常情况下肠道具有屏障作用，可有效地阻挡肠道内寄生菌及其毒素向肠腔外组织、器官移位，防止机体受内源性微生物及其毒素的侵害。肠道除消化吸收功能外，其功能完整的黏膜屏障可防止细菌入侵，也防止吸收毒素。

6. **常用抗心律失常药物**：有奎尼丁、普鲁卡因胺、普罗帕酮（心律平）、维拉帕米（异搏定）、普尼拉明（心可定）、阿替洛尔（氨酰心安）、氧烯洛尔（心得平）等。

7. **触诊**：医生用手指或触觉为患者进行体格检查的方法。

8. **电解质紊乱**：是指血液中的离子，如钾、钠、碳酸氢盐、钙、镁、磷、氯出现异常升高、降低或比例失衡。出现电解质紊乱后患者会出现一系列不适症状。

9. **放射性浓聚**：指病变部位摄取放射性药物高于正常组织。

10. 非实体肿瘤：经影像学检查及触诊无法看到或扪及到的肿瘤，如白血病等。

11. 分子影像学：是近年来出现的交叉学科，它将分子生物学和影像医学有机结合，在分子及细胞水平研究疾病的发生、发展、转归。

12. 芬太尼族：包括芬太尼、阿芬太尼、苏芬太尼和瑞芬太尼等药物。

13. 辐射损伤：指由电离辐射所致的急性、迟发性或慢性的机体组织损害。

14. 富含维生素 B_{12} 的食物：包括肉类食物，但植物性食品中基本不含维生素 B_{12}。

15. 富含维生素 B_1 的食物：有豆类、坚果类、芹菜、瘦肉、动物内脏、小米、大白菜、发酵食品等。

16. 富含维生素 B_2 的食物：有动物内脏、猪肉、小麦粉、大米、黄瓜、鳝鱼、鸡蛋、牛奶、豆类、油菜、菠菜、青蒜等。

17. 富含维生素 B_6 的食物：有鸡肉、鱼肉、牛肉、燕麦、小麦麸、麦芽、豌豆、大豆、花生、胡桃等。

18. 富含维生素 C 的食物：主要是新鲜的蔬菜和水果，如西红柿、青菜、韭菜、菠菜、柿子椒、柑桔、橙子、柚子、红果、葡萄等。

19. 富含维生素 E 的食物：有各种油料种子及植物油，如麦胚油、玉米油、花生油、芝麻油、豆类、粗粮等。

20. 富含维生素 K 的食物：有牛肝、鱼肝油、蛋黄、乳酪、海藻、菠菜、甘蓝菜、莴苣、香菜、藕等。

21. 干性脱皮：是指皮肤的轻度放疗反应，表现为受到照射部位的皮肤出现鳞屑样的表皮脱落，脱落处皮肤干燥，没有渗出。

22. 高蛋白、易消化和易吸收的食物：主要包括巧克力、酸奶、蛋白粉、豆腐、鱼肉等食物。

23．**高危因素**：是指患某种疾病危险性高的因素，该因素与疾病的发生有一定的因果关系，当消除该因素时，疾病的发生机率也随之下降。

24．**根治性放射治疗**：能达到治愈肿瘤的目的，患者接受放射治疗后有希望获得长期生存的结果。

25．**功能影像学**：可以评估脏器某些功能的影像学检查手段，如 PET-CT 等。

26．**骨髓抑制**：是指骨髓中的血细胞前体的活性下降，导致外周血细胞数量减少，是化疗药物的常见毒副反应。实验室检查表现为白细胞减少、血红蛋白降低、血小板减少。

27．**过敏反应**：是指已免疫的机体在再次接受相同物质的刺激时所发生的反应。反应的特点是发作迅速、反应强烈、消退较快。表现为胸闷、心悸、呼吸困难、瘙痒、皮疹等。

28．**含钾食物**：含钾丰富的水果有草莓、柑橘、葡萄、柚子、西瓜、香蕉、番茄、硬柿、龙眼、香瓜、枣子、橙子、芒果等。含钾比较丰富的蔬菜有菠菜、山药、毛豆、苋菜、大葱等。

29．**含维生素 A 的食物**：有动物肝脏、奶、胡萝卜、西红柿、柿子、鸡蛋等。

30．**含纤维素食物**：蔬菜类食物富含纤维素，如笋、辣椒、蕨菜、菜花、菠菜、南瓜、白菜、油菜等。

31．**含锌食物**：食物中含锌较多的有牡蛎、胰脏、肝脏、血、瘦肉、蛋、粗粮、核桃、花生、西瓜子等。

32．**后装放疗**：主要用于针对宫颈癌、子宫内膜癌的放疗。先将布放射源的容器放入阴道、子宫或肿瘤内，再将放射源通过管子送入容器内而达到宫颈、子宫等部位进行的放射治疗。

33．**缓释制剂**：指口服后能够按照要求缓慢地非恒速释放药物，与相应的普通制剂比较，给药频率至少减少一半或有所减少，且能显著增加患者的顺应性或疗效的制剂。

34．活检：活体组织检查简称"活检"，是指应诊断、治疗的需要，从患者体内切取、钳取或穿刺等取出病变组织，进行病理学检查的技术。

35．基础代谢：指人在安静状态下的代谢状态。

36．假阳性：指由于多种原因造成将阴性结果误判为阳性，而假阴性则是指将真正的阳性结果误判为阴性。临床上应用的任何技术都很难做到100％正确，故偶尔会有假阳性或假阴性的结果。

37．假阴性：某项检查的结果实际上应该是阳性的，但由于操作、仪器、个人身体特性等原因导致结果呈阴性。

38．禁忌证：指不适宜于采用某种诊断或治疗措施的疾病或状况。

39．巨噬细胞集落刺激因子：是一种促进人体造血细胞增殖和分化的细胞因子，具有刺激粒细胞、单核巨噬细胞成熟，促进成熟细胞向外周血释放，并能促进巨噬细胞及嗜酸性细胞的多种功能。临床主要用于预防和治疗肿瘤放疗或化疗后引起的白细胞减少症、预防白细胞减少可能潜在的感染并发症，以及促进因感染引起的中性粒细胞减少的加快恢复。

40．开放性手术：即传统的开刀手术，用刀从身体表面逐层切开，显露要手术的部位，通常伤口较大，创伤也较大，瘢痕大。开放性手术是相对于腔镜手术来讲，腔镜手术伤口相对要小很多，愈合也较快，损伤小。

41．空腔脏器：是指管腔状的器官，脏器内部含有大量空间，如胃、肠、膀胱、胆囊等。

42．控释制剂：是通过定时、定量、匀速地向外释放药物的一种剂型，它能使药物在血液中的浓度恒定，没有波动现象，从而更好地发挥疗效。

43．**淋巴结清扫术**：指切除某种恶性肿瘤易于发生转移或已经发生转移的某部位淋巴组织及周围的脂肪、神经、血管等组织的手术。

44．**咯血**：是指喉部、气管、支气管及肺实质出血，血液经咳嗽由口腔咯出的一种症状。

45．**弥散性血管内凝血（DIC）**：是指在某些致病因子作用下凝血因子和血小板被激活，大量可溶性促凝物质入血，从而引起一个以凝血功能失常为主要特征的病理过程（或病理综合征）。在微循环中形成大量微血栓，同时大量消耗凝血因子和血小板，继发性纤维蛋白溶解（纤溶）过程加强，导致出血、休克、器官功能障碍和贫血等临床表现的出现。

46．**免疫组化**：是应用免疫学基本原理——抗原抗体反应，即抗原与抗体特异性结合的原理，通过化学反应使标记抗体的显色剂（荧光素、酶、金属离子、同位素）显色来确定组织细胞内抗原（多肽和蛋白质），对其进行定位、定性及定量的研究，称为免疫组织化学技术。

47．**凝血功能**：人的血液有自动凝固的功能，如正常情况下人受到外伤导致出血时，血液会自动凝固而止血。而某些血液病患者，血液中的促进血液凝固的因子发生异常，可出现出血不能自止的情况。

48．**腔镜检查**：利用人体天然形成的通道或通过微小切口将特殊的腔镜器械导入人体内进行的检查，如膀胱镜检查、宫腔镜检查、腹腔镜检查等。

49．**弱阿片类药物**：抗镇痛作用弱的阿片类药物，以可待因为代表。

50．**筛查**：是指通过询问、查体、实验室检查和影像学检查等方法对"健康人"针对某种或某些疾病有目的进行的检查，是早期发现癌症和癌前病变的重要途径。

51. **神经毒性**：通常是指药物的副作用。是指药物或治疗（如放射治疗）除了正常的治病作用外，对人体神经系统所带来的损伤。

52. **肾毒性**：临床表现轻重不一，轻度时可为蛋白尿和管型尿，继而可发生氮质血症、肾功能减退，严重时可出现急性肾衰和尿毒症等。肾毒性可为一过性，也可为永久性损伤。可导致肾毒性的常见药物有某些抗菌药、抗肿瘤药、解热镇痛抗炎药、麻醉药、碘化物造影剂、碳酸锂等。

53. **生化全套**：是指用生物或化学的方法来对人进行身体检查，生化全套检查内容包括：肝功能（总蛋白、白蛋白、球蛋白、胆红素、转氨酶）；血脂（总胆固醇、甘油三酯、高和低密度脂蛋白）；空腹血糖；肾功能（肌酐、尿素氮）；尿酸；乳酸脱氢酶；肌酸激酶等。

54. **生命体征**：是用来判断患者的病情轻重和危急程度的指征，主要包括有体温、脉搏、呼吸和血压，是维持生命基本征象，是机体内在活动的客观反应，是衡量机体状况的重要指标。

55. **生殖因素**：指月经初潮年龄、第一胎的生育年龄、未生育、产后未哺乳、月经周期短、绝经后雌激素水平高等。

56. **适应证**：指某一种药物或诊断治疗方法所能诊断治疗的疾病范围或疾病状态。

57. **随访**：指医生在对患者进行诊断或治疗后，对患者疾病发展状况、治疗后恢复情况等继续进行追踪观察所做的工作。

58. **听诊**：是医生用耳或听诊器来探听人体内自行发出的声音来判断是否正常的一种诊断方法。

59. **痛阈**：是指引起疼痛的最低刺激量。痛阈的高低因人而异，且受多种因素影响，比如年龄、性别、性格、心理状态以及致痛刺激的性质等。

60. **透皮给药**：是指将药物涂抹或敷贴于皮肤表面，并通过皮肤吸收药物的一种给药方法。

61．**望诊**：医生运用视觉，对人体以及排出物进行有目的地观察，以了解健康或疾病状态。

62．**围手术期**：是指从患者决定接受手术治疗开始，直至手术后基本康复的全过程，时间在术前5~7天至术后7~12天。

63．**胃肠道反应**：本书中胃肠道反应多是指化疗药物常见副作用之一，主要表现为食欲减退、恶心、呕吐、腹胀、腹泻等。

64．**误吸**：误吸字面上讲就是错误的吸入呼吸道。吸入物可以是液体、食物、异物等，如果手术，吸入物则是胃内容物，如胃液、食物等可因呕吐而被吸入呼吸道，造成呼吸道阻塞、吸入性肺炎，甚至窒息等严重后果。

65．**纤溶酶原激活物**：是由血管内皮细胞合成、分泌、不断释放入血液一种单链糖蛋白，是凝血系统重要的监测指标。人体血液中组织纤溶酶原激活物正常值为0.3~0.5U/ml（发色底物法）。其临床意义为：降低：提示纤溶活性降低。见于血栓前状态和血栓性疾病，如动脉血栓形成、深部静脉血栓形成、缺血性脑卒中等。升高：提示纤溶活性亢进，见于原发性和继发性纤溶亢进，如**弥散性血管内凝血**、急性早幼粒细胞白血病、肝病、冠心病、高脂血症、应激反应等。

66．**纤维蛋白溶解系统**：血液凝固过程中形成的纤维蛋白被分解液化的过程称纤维蛋白溶解。纤维蛋白溶解的激活物（纤溶酶原和纤维蛋白溶解酶即纤溶酶）和抑制物以及纤溶的一系列酶促反应，总称为纤溶系统。

67．**血管内皮生长因子（VEGF）**：是指一种能够刺激血管内皮细胞生长、形成新生血管的蛋白质。

68．**血生化检查**：检测除血细胞外存在于血液中的各种离子、糖类、脂类、蛋白质以及各种酶、激素和机体的多种代谢产物的含量的检查。

69. 严重血液学毒性：是指药物对血液系统的毒性作用达到
Ⅳ级（出现血红蛋白$<6.5g/dl$、白细胞$<1.0\times10^9/L$、中性粒细
胞$<0.5\times10^9/L$、血小板$<25.0\times10^9/L$等改变）。

70. 药代动力学：是定量研究药物在生物体内吸收、分布、
代谢和排泄规律，并运用数学原理和方法阐述血药浓度随时间变
化的规律的一门学科。

71. 要素饮食：一种化学精制食物，含有全部人体所需的易
于消化吸收的营养成分，包含游离氨基酸、单糖、主要脂肪酸、
维生素、无机盐类和微量元素。主要特点：无需经过消化过程即
可直接被肠道吸收和利用，为人体提供热能及营养。

72. 乙肝两对半：是检查乙肝病毒感染的血清标志物。常用
的乙型肝炎病毒免疫学标志物包括表面抗原、表面抗体、e抗原
和e抗体、乙肝核心抗体五项，因前四项为两对抗原和抗体，加
上乙肝核心抗体，故称为两对半，又称为乙肝五项。其检查意义
在于：检查是否感染乙肝及感染的具体情况。

73. 应激状态：指人体在受到刺激之后作出的反应，以便适
应这个刺激变化的环境。这时候的状态称应激状态。

74. 优质动物蛋白质：动物性食物中含有优质蛋白质、铁、
锌、维生素B_2等，但缺乏维生素C，钙的含量也少。

75. 预后：指预测疾病的可能病程和结局，只是医生们依据
某种疾病的一般规律推断的一种可能性，这种可能性通常是指患
者群体而不是个人。

76. 照射野：在患者接受放疗前，医生会通过CT扫描进行
病灶部位定位，通过电子计算机计算、规划后会在患者身体表面
划定一个将要进行放射治疗的照射范围，这个被划定的区域就叫
照射野。

77. 职业危险暴露：指由于职业关系而暴露在某种危险因素
中，从而有可能损害健康或危及生命的一种情况。

78．**中度有氧活动**：在运动过程中，人体吸入的氧气大体与需要的氧气相等，也称等张运动，如步行、慢跑、游泳、骑自行车、跳绳、上下楼梯、健身舞等。

79．**种植**：体腔内器官的恶性肿瘤侵及器官表面时，瘤细胞可以脱落，像播种一样种植在体腔内其他部位而形成的转移性肿瘤病灶。